INDOLORE

La narratrice :

Angèle André, ancienne professeur d'école, native de la campagne des bords de Loire, aime la nature, les animaux et le bricolage, mais aussi les voyages et les livres qui la suivent partout.

* Ce livre témoigne d'événements et de situations ayant réellement existé, seuls les noms des personnes ont été modifiés...

Angèle André

Indolore

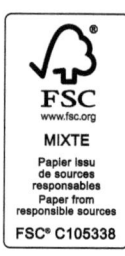

© 2019 - Angèle André

Éditeur : BoD-Books on Demand

12-14 rond-point des Champs-Élysées, 75008 Paris

Impression : Books on Demand, Norderstedt, Allemagne

Illustration : © fotosearch csp_focalpoint 2019

ISBN : 978-2-3221-8749-2

Dépôt légal : 12-2019

à Gaël

*Tu n'es plus là où tu étais,
mais tu es partout là où je suis.*

Victor Hugo

1

Dimanche 8 février 2015

Tout a commencé pour nous, ce jour-là. Sans doute y avait-il eu des signes prémonitoires, mais ça, nous ne le saurons jamais car nous n'avions rien remarqué. Nous étions bien loin d'imaginer la suite des événements.

Chaque année, le maire de la commune offre un repas à nos aînés. Mon père s'y inscrit longtemps à l'avance, il adore ces banquets où il peut rencontrer des gens de son âge.

« Un bon repas, avec des langoustines. Du beurre blanc, y avait d'quoi faire, tu peux en prendre deux fois. De la viande bien tendre, ma voisine m'a donné la moitié de sa part. Du fromage, ah ça ! y peuvent s'le garder, j'en mange mais j'en raffole pas. Un gâteau aux framboises, c'était bon, ah ça oui ! Au moins trois sortes de vin mais j'fais attention, un demi-verre à chaque coup. »

« Y avait une chanteuse qui avait une de ces voix ! Et on pouvait danser. »

Invariablement, chaque année, mon père à son retour vient nous raconter sa journée avec un contentement évident et force détails.

Cette année, il arrive chez nous beaucoup plus tôt, en milieu d'après-midi, et nous apprend qu'il n'est pas allé au repas, qu'il s'est levé tout barbouillé avec quelques maux de ventre.

— Assieds-toi, tu veux prendre quelque chose ?

— Non, non , j'vais rentrer, chais pas si j'vais manger grand chose ce soir.

La veille, nous l'avions emmené au théâtre dans une commune voisine et tout allait bien. Nous en concluons à une gastro, il y a une épidémie en ce moment. Il ne s'est même pas changé, il a gardé ses vêtements de la semaine dernière.

Il repart vers sa maison, à petits pas, dans le soir qui tombe. Ce n'est pas la joie.

2

Autrefois le village où nous habitons, dans une petite commune des bords de Loire, comptait trois feux. Mes parents occupaient *le château* comme l'appelaient les gens du voisinage. Quel château !

Vu de loin, il pouvait impressionner par sa façade de maison bourgeoise et ses lucarnes en chien-assis, mais en réalité il était en train de crouler. C'est ma mère qui avait hérité de ce bien à la mort de son père. J'y ai moi-même vécu une dizaine d'années avant mon mariage.

Dans la longère à côté, il y avait un couple de cousins, également paysans de leur état. Au bout du bâtiment, près de l'étable, logeait la tante qui avait élevé mon père.

Peu après notre arrivée dans l'école de la

commune, alors que nous occupions le logement de fonction, nous cherchions, mon mari et moi, une maison à restaurer, amoureux comme nous étions des vieilles pierres.

Nous étions sur le point de conclure sur une ancienne ferme située en bordure de Loire, site enchanteur mais inondable et combien peu sécurisant avec un enfant en bas âge. Projet abandonné non sans regret !

Mes parents ayant eu vent de l'affaire, nous proposèrent de partager leur maison, bien contents que nous puissions redonner un peu de vie au village, la tante et les cousins étant morts depuis longtemps. Ils n'avaient pas non plus les moyens de financer les réparations.

Après de longues discussions et hésitations, nous avons pris la décision de refaire toute la toiture. On verrait ultérieurement pour les travaux de rénovation. C'était sans compter sur l'imprévu : la maladie puis le décès de ma pauvre mère. Un an de combat contre le cancer l'a empêchée d'apprécier l'évolution du chantier.

Les discussions ont repris, mon père restant seul dans ce village isolé.

« Si plus tard, il a besoin de notre présence... nous ne pouvons le laisser là tout seul mais il faut que nous y trouvions aussi notre compte... chacun chez soi, sinon ce sera invivable... »

Malgré les conseils majoritairement dissuasifs de nos relations, nous avons finalement commencé par restaurer une dépendance jouxtant la maison et mon père s'y est installé dans un environnement complètement rénové. Deux pièces, des poutres apparentes, un beau carrelage facile à entretenir, une salle d'eau pour la première fois de sa vie. C'est seulement après, que nous nous sommes attaqués à la grande maison avec courage mais aussi de gros emprunts sur le dos.

Vingt-cinq ans que nous vivons donc côte à côte dans le même village et depuis une dizaine d'années, étant nous-mêmes à la retraite, cela crée parfois une trop grande promiscuité avec l'impression pour moi de ne pas avoir progressé, d'être retournée à la case départ.

3

Semaine du 8 au 15 février

Le dimanche, je commence à ressentir les prémices d'un rhume ; le soir, c'est la grippe avec fièvre et courbatures. Deux jours au lit, assommée ; mais le mardi soir, il faut refaire surface car notre petit-fils arrive en vacances pour la fin de la semaine.

Le jeudi, c'est mon mari qui a de la température. Nous nous efforçons pourtant de bien occuper le petit et même de lui donner quelques cours « intensifs » de français.

La semaine se révèle éprouvante, nous ne sortons guère, surtout avec le vent et la pluie qui règnent au dehors.

Nous voyons quand même mon père chaque jour, ne serait-ce que pour lui passer le journal. Nous nous inquiétons de sa santé sans plus, trop amoindris par la nôtre, de toute façon il est vacciné contre la grippe.

— J'suis toujours barbouillé, je n'ai pas d'appétit, ça ne passe pas, je n'ai de goût à rien.

— Tu sais, nous on ne mange pas beaucoup en ce moment, dit-on pour le rassurer.

Pour lui, quand on ne mange pas, c'est qu'on est malade. C'est la pire chose et ça veut tout dire.

Il n'a pas la grosse forme mais par expérience nous savons que dès qu'il a un pet de travers, il est perdu. Lui, qui n'a jamais eu de graves maladies, qui est si fier de ne jamais consulter et qui se moque un peu de ceux qui prennent des médicaments.

Enrhumé ? A la rigueur, un vieux comprimé qui traîne dans le tiroir. Une coupure ? « Pisse dessus, y a rien de meilleur ! »

« Y en a qui font que d'se plaindre, faut pas exagérer. »

Un après-midi, il arrive en pleine leçon de lecture pour nous apporter des œufs, jurant après le temps.

— Bon Dieu de temps, y va faire noir à cinq heures, tu parles de s'faire suer !

Il reste debout, appuyé à la table, sa casquette à la main. On lui dit de s'asseoir plusieurs fois : il n'en fait rien. Il ne veut pas de café. Il reste là longtemps, silencieux et les yeux dans le vague. Après son départ, on se dit : « Il a l'air bizarre. »

Le dimanche, c'est le départ du petit-fils. Ses parents et son frère viennent le chercher vers quatre heures. J'ai préparé de la pâte à gaufres et nous appelons papy pour qu'il se joigne à nous comme d'habitude. Les bûches flambent dans la cheminée. Il est dos au feu, nous remarquons tous les deux qu'il est bien silencieux. Il accepte une gaufre en chipotant un peu et met beaucoup de temps pour l'avaler.

En soirée, tous les deux, on commente l'après-midi : « Il est drôle quand même, peut-être qu'il en rajoute un peu pour se faire plaindre. »

4

Mon père est un homme de la terre. Il n'a rien connu d'autre que le métier de paysan depuis sa naissance en 1929 jusqu'à sa mise à la retraite à 60 ans, et là encore, il a gardé une vache pendant quelques années : histoire de faire du beurre et de ne pas quitter complètement la vie active.

La basse-cour est toujours présente et regorge selon les saisons de lapins, de poules, de canards, d'oies. Il y a même eu des dindons et des pintades dans les débuts.

Sous le hangar, son tracteur, un vieux Massey Fergusson, le seul qu'il ait possédé, attend son bon vouloir pour charruer, herser, tirer le plateau de la remorque.

Bien sûr, quelques pièces du matériel agricole sont

parties mais il en reste assez pour montrer qu'on est bien dans une ferme. Chose curieuse, sans renier son passé, il n'aime pas les vieux outils « inserviables ». Il semble heureux d'avoir quitté cette vie, les gros travaux si pénibles.

A quatre-vingt-cinq ans, mon père affiche une très bonne santé et se révèle capable d'accomplir des travaux physiques sans trop de fatigue et sans douleur.

« Rin n'me fait rin », aime t-il nous répéter.

Lorsque nous nous plaignons du dos ou d'une ampoule avec les travaux du jardin, il sait nous répondre. « Ah ben, vous verrez quand vous aurez mon âge. »

Menant une vie simple mais régulière, il a des horaires assez stricts surtout pour les repas. « Midi, c'est midi, pas midi et demie. »

Il prend dur forcément quand il vient à la maison, car chez nous c'est plutôt treize heures alors on est obligés de faire un compromis.

Il a certains rituels dont il ne peut se passer : un café en milieu de matinée, son pain grillé vers quatre heures qu'il partage avec son chien. Il a un bon coup de fourchette et il lui faut la quantité. Son couteau est toujours dans sa poche, il ne le lave jamais, l'essuie d'un coup de langue à la fin du repas, un passage rapide sur son genou pour le sécher et tout juste replié, il retourne dans sa poche.

Une autre manie : d'une main, il balaie les miettes autour de son assiette, les récupère dans l'autre main et hop ! dans la bouche.

Rien ne doit se perdre, c'est ce qu'on lui a inculqué dans sa jeunesse. Ça, c'est dans la vie de tous les jours. Quand il est en réception, il se met au diapason.

A la belle saison, le jardin occupe une bonne partie de son temps. Il bêche bien profond, faisant encore « vingt mètres carrés à l'heure », pourtant il a baissé un peu. Autrefois, c'était plus.

Tous les jours, on le voit passer la binette dans ses plantations pour décroûter la terre. Il est fier de produire ses légumes et d'en donner à ses relations. Il plante toujours cinq kilos de patates, par habitude sans doute, pourtant il n'en mange presque pas, seulement au début « quand la peau s'enlève toute seule ». La salade est surtout pour ses bêtes, il appelle ça « de l'herbe à lapin ».

Il a toujours deux rangs de vigne et fait son vin tout seul, sauf depuis quelques années où il invite des amis et les emmène dans un petit restaurant. Les vendanges prennent alors un air de fête.

A l'automne, c'est le bois qui l'intéresse. Il calcule ce qu'il va brûler en un hiver, puis ce qu'il lui reste. Il s'est toujours chauffé au bois même si maintenant ce n'est plus de la cheminée mais d'un poêle dont il se sert. « J'en ai bien encore pour deux hivers, j'vais p't-être pas en faire d'autre. »

Pourtant, cette année il a passé la majeure partie du mois de janvier à faire son bois avec le cousin. Les branches de sept frênes y sont passées ! Daniel monte dans les arbres et mon père débite, en bas à la tronçonneuse. On le voyait passer l'air content au volant du tracteur, souriant, satisfait. Il a rapporté tout son bois près de la maison et n'a jamais voulu qu'on lui vienne-t-en aide.

L'hiver, il s'ennuie souvent. « La terre est bien trop mouillée, que veux-tu faire de c'temps-là ? » Alors parfois, il se met à fabriquer un panier en osier. Il avait observé son père autrefois et il a gardé tous les automatismes. De nous voir fréquenter l'atelier de vannerie l'a sans doute remotivé. Désormais, il peut offrir un petit panier à ses relations.

Un autre rituel, c'est l'eau de vie, *la goutte,* car il a

toujours son droit pour *faire brûler*[1]. L'an dernier, il a été pris de frénésie pour ramasser les fruits tombés. Dès le matin, on le voyait à quatre pattes avec un seau sous les pruniers. Il a réussi à remplir plusieurs grands containers. Périodiquement, on entend parler du bouilleur de cru. Il faut s'y préparer pour le mois d'avril généralement. Cette année, vu la quantité, nous serons mis à contribution pour le transport et notre remorque va servir.

---

1 - *Le bouilleur de cru passe chaque année avec son alambic. Il transforme en eau de vie les fruits que les gens apportent.*

5

Lundi 16 février

De notre maison, on a une vue assez panoramique sur les jardins et les bâtiments voisins qui sont à angle droit. Lundi matin, c'est le jour des commissions pour mon père réglé comme du papier à musique.

Départ 8 H 45 au plus tard. Vers 10 H, j'interpelle mon mari :

— Le garage n'est pas ouvert, il n'est pas parti faire ses emplettes.

A 11 H, la porte de la laiterie est toujours fermée : il l'ouvre pourtant tous les matins en allant nourrir ses poules et d'habitude, c'est beaucoup plus tôt.

Un peu plus tard, j'apprends qu'il n'a pas fait ses courses car il lui reste assez de pain pour la journée,

« pour ce qui m'faut en ce moment ... ».

— Ah bon, ça ne va toujours pas ?

— Je n'sais pas ce que c'est que ce boulot, j'ai pas faim.

Les poules ? Il y allait justement. « Oh ! elles peuvent bien attendre. » Tiens donc, ce n'est pourtant pas dans ses habitudes .

6

A quatre-vingt-cinq ans, mon père conduit toujours, bon pied, bon œil. Enfin presque, car même s'il reste très alerte, il n'a pas encore daigné faire contrôler sa vue, malgré nos conseils. « Je vois encore mieux qu'vous, qu'êtes obligés de prendre des lunettes pour lire ! » Pourtant, lorsqu'il parcourt le journal, la page des décès l'intéressant avant tout, il s'approche de la fenêtre et plisse les yeux...

Il a passé son permis de conduire sur le tard, à trente-quatre ans. Auparavant, tous les déplacements se faisaient à vélo, puis il y a eu successivement un solex et une mobylette bleue qui permettaient à ma mère d'aller faire ses courses plus rapidement et même de se rendre au marché tous les jeudis. Sous les halles, elle vendait du beurre et des œufs, parfois une volaille ou un lapin, et avait sa petite clientèle. A cette époque, au début des années 60, il n'y avait pas encore trop de circulation sur la RN 23 devenue ensuite la D723.

Je me souviens avec nostalgie de nos équipées à vélo, entre autres lorsque le cirque Pinder passait par là, et mon père adorait le cirque.

Tôt, le matin on allait chercher les billets et on en profitait pour suivre le montage du chapiteau, qui valait à lui seul un spectacle. Le soir, on reprenait les vélos pour aller regarder *La piste aux étoiles* et *Roger Lanzac*. Quarante kilomètres dans la journée, quand même !

Quant à la mobylette bleue, je la hais quand j'y pense, elle a servi pendant deux ans à me transporter au lycée, mon père devant, tel un aviateur avec ses lunettes, moi, accrochée derrière à la place du porte-bagages et en troisième position au-dessus du vide, ma valise et mon gros cartable. La chevauchée fantastique !

Ce qui a décidé mon père à passer son permis, c'est surtout que nous nous faisions arrêter régulièrement par les gendarmes et en plus qu'un beau jour, nous avons capoté juste devant les grilles du lycée.

La honte !

Sa première voiture a été une Dauphine, puis il y a eu une R6, une R12 break, tout cela d'occasion bien sûr, mais quand il a vendu ses vaches à la retraite, il a profité de son petit pécule pour viser un peu plus beau et surtout un peu plus neuf. Sa voiture est devenue son seul luxe avec sa chienne, une magnifique femelle Léonberg.

Maintenant, il change de voiture tous les deux ans environ, de façon à ne pas avoir de frais, consulte les revues autos, fait de savants calculs, déplace ses maigres fonds d'un compte à l'autre. Tout cela en secret, puis un jour, il nous dit :

— Venez donc, vous avez bien cinq minutes, y a du nouveau !

Là, on est devant le fait accompli. Il faut ouvrir toutes les portes, s'asseoir dedans, essayer les vitres automatiques, écouter la radio, estimer la grandeur du coffre puis au bout d'un temps certain, il faut aller arroser ça. L'après-midi est bien avancé !

En ce moment, il possède une 207 noire, quasi neuve, avec très peu de kilomètres au compteur.

« Ce sera peut-être bien la dernière, on verra comment je s'rai l'année prochaine. » Parfois, nous discutons de l'isolement de ce village et de la nécessité de posséder une voiture : quatre kilomètres dans un sens et dix dans l'autre pour trouver un commerce.

Il pense bien sûr au jour où il ne pourra plus conduire. « Ici, si t'as plus d'voiture, t'es foutu.» Ce qui est vrai pour lui l'est aussi pour nous, mais normalement à moins brève échéance.

7

Mardi 17 février

Cette fois, le portail est ouvert de bon matin. Je démarre moi-même vers 11 H et je remarque en passant que la 207 est déjà rentrée. Normal !

« J'traîne pas, y m'faut quoi ? une demi-heure, trois quart d'heure maxi », sous entendu « Je n'suis pas comme toi qui passes des heures à faire les courses. »

Quand quelque chose n'est pas de son goût, il nous le fait comprendre et peut avoir la dent dure.

Pendant le repas de midi, coup de fil de Daniel, le cousin qui vient faire son jardin à côté et qui discute presque tous les jours avec mon père.

— As-tu vu ton père ce midi ?

— Non, j'irai tout à l'heure lui porter le journal.

Pourquoi ?

— Va donc voir ce qui se passe, ça n'a pas l'air d'aller. Il est revenu de ses courses, tenant des propos incohérents, complètement perdu.

— Ah bon ?

— Il n'était pas dans son état normal, je t'assure. Il m'inquiète.

Peu de temps après, je toque à la porte, le journal à la main. La chienne me fait la fête comme d'habitude. Mon père, lui, est à moitié endormi dans son fauteuil. Il bâille, ne se redresse pas.

— Tu dormais, je te dérange...

— Non, non, je n'dors plus l'tantôt.

C'est vrai qu'il ne fait pas de sieste en cette saison, mais depuis qu'il a reçu en cadeau un fauteuil tout moelleux, nous le trouvons souvent endormi devant sa télé. Après quelques banalités, il ne parle toujours pas de son aventure du matin ; je suis donc obligée de tâter le terrain.

— Alors, tu as fait tes courses ce matin ?

— Oui, ah ben tu parles d'un bazar, je n'retrouvais rien, chais pas c'que c'est qu'ça, ils ont tout changé d'place à Super U.

— Ah ! Ça arrive. Tu cherchais quoi ?

— Je n'sais plus, mais tout, tout était changé. Tu parles, va donc t'y retrouver dans un méli-mélo comme ça.

S'en suivent quelques explications embrouillées. Voulant minimiser les faits, j'essaie d'abonder dans son sens, mais soudain il m'avoue ne pas avoir retrouvé la sortie, s'être assis dans le couloir pour observer les gens et les suivre. Ayant regagné sa voiture, il n'est pas rentré immédiatement, il est parti dans un autre magasin chercher des croquettes pour son chien. Là encore, ils avaient tout changé dans les rayons... Enfin, il a pris le chemin du retour par une route dangereuse que nous continuons d'appeler la nationale.

Il dira ne pas savoir comment il a pu rentrer, n'avoir aucun souvenir de la route. Pourtant la voiture est là, bien garée en marche arrière dans la remise. Il me montre les clés accrochées au mur de sa cuisine, à côté du calendrier des postes :

— Elles ne sont pas près de resservir, c'est pas demain que je vais reconduire.

— J'irai faire les courses avec toi la prochaine fois si tu veux.

— On verra... là, j'ai c'qu'il faut pour plusieurs jours.

Tout en parlant, il se lève, s'agite, ouvre les portes de placard les unes après les autres.

— J'suis incapable de r'trouver le pâté pour les chats, pourtant j'en ai pris trois boîtes.

— Ne t'inquiète pas, tu vas les revoir, soit tu les a oubliées sur le tapis, soit elles sont dans ton coffre.

*

Chez nous, les commentaires vont bon train dans l'heure suivante.

— Il a eu un malaise, y a pas à dire.

— Il est bien passé à la caisse pourtant...

— Il est même reparti dans un autre magasin...

Les changements dans les magasins ne nous inquiètent pas trop, c'est assez fréquent. Le plus difficile à imaginer est le retour par une route à grande circulation avec un tourne à gauche.

— Il exagère peut-être un peu et doit noircir les choses.

Malgré tout, nous commençons à ressentir une certaine inquiétude et promettons de le surveiller de très près. Tout ça n'est pas normal. Est-ce en rapport avec l'état qu'il affichait la semaine dernière ? Je commence à noter sur un petit carnet ce que j'ai pu observer depuis huit jours. Si on me pose des questions, je saurai quoi répondre.

*

Le soir-même, coup de fil de Marie-Claire, sa belle-soeur qui le connaît bien. Elle m'informe qu'elle l'a rencontré le matin au supermarché et qu'il avait l'air désemparé.

— Il m'a fait peur, il avait égaré son caddie. Il était complètement perdu.

Décidément, il aura impressionné du monde. Que s'est-il passé ?

J'entends parler d'AVC, mêmes symptômes. Pour moi, avec un AVC on tombe, on est emmené à l'hôpital, d'ailleurs le père de mon mari est allé directement aux urgences. Il est resté paralysé pendant un certain temps du côté droit. Non, ça ne peut être cela.

8

Mon père n'a pas toujours connu des jours heureux. Lorsque ma mère nous a quittés, il est resté bien seul au village et démuni. Nous n'habitions pas là à l'époque. Il a fallu qu'il se fasse à manger, qu'il apprenne à gérer les travaux ménagers ; à la campagne et à cette époque, c'était le travail des femmes (est-ce que ça a vraiment changé d'ailleurs ?). Il avait toujours sa ferme heureusement mais il manquait de relations et souffrait de solitude. La maison était désespérément vide. Il n'avait que cinquante-quatre ans.

Quatre ans plus tard, après deux hivers très rudes, Denise a fait son apparition. Ils avaient le même âge, elle savait s'occuper des animaux, prenait plaisir à la ferme : tout allait bien ou presque. Petit à petit, l'entente s'est dégradée. Ils sont quand même restés ensemble vingt-quatre ans mais déjà depuis longtemps la cohabitation devenait difficile. Ils ne se supportaient plus. Denise avait conservé sa propre maison où vivaient deux de ses fils et repartait de plus en plus souvent chez elle. Sa santé s'altérant, elle a été hospitalisée puis placée en maison de retraite. Un début d'Alzheimer fut diagnostiqué, elle ne reconnaissait plus mon père.

Pendant une période, il nous a avoué être content d'avoir retrouvé sa liberté :

— Je suis bien comme ça, je fais c'que j'veux. Personne ne m'attend.

Nous n'en croyions pas un mot évidemment, sauf peut-être pour le fait qu'il n'entende plus de réprimandes.

Pour ses quatre-vingt-deux ans, nous avons été invités chez lui. Il avait acheté une grosse tarte aux fraises avec un air mystérieux. Il s'était mis sur son trente et un et portait une belle chemise du dimanche. Les verres à pied étaient sortis ainsi que le service à gâteaux avec le liseré doré.

Trois femmes étaient déjà là : ma tante Jacqueline, avec une amie, Thérèse, soixante-cinq ans environ, accompagnée de sa sœur en vacances dans la région.

Quelque temps après, alors que nous étions en vacances dans le Sud, il m'apprend par téléphone, tout excité, qu'il est invité à un mariage pour la journée avec son amie Thérèse. Nous en tombons des nues, n'ayant rien vu venir. Il a donc une nouvelle amie. C'est bien son style de nous faire des cachotteries comme ça ! En tout cas, il a préféré nous avertir par téléphone.

Cette relation va durer trois ans : sorties, bals du dimanche, inscription à un club, premier voyage en Bretagne. Chacun chez soi, mais il vole sur un petit nuage.

« J'ai rajeuni de vingt ans ! »

Oui, mais voilà… L'an dernier, peu après son anniversaire, l'amie passe par le village pour lui annoncer qu'elle a rencontré quelqu'un « mais ça ne changera rien, on continuera à se voir comme avant ».

Nous apprenons la nouvelle seulement quelques jours plus tard. Il a eu le temps de ruminer, tout repasser dans sa tête. Pourtant, il n'accuse pas vraiment le coup, reste dans le déni, continue à lui rendre visite, lui porter des œufs, des légumes. Les choses se gâteront définitivement vers Noël : le réveillon prévu ensemble n'aura pas lieu.

Le début de l'année 2015 est morose : plus de projets, plus de sorties. Bien sûr, il nous voit chaque jour, il est invité quand les petits-enfants sont là, nous l'emmenons au restaurant, à quelques spectacles, mais le cœur n'y est plus. Pas étonnant qu'il déprime pour de bon !

Et ce n'est pas lui qui va nous faire part de ses états d'âme. Chez les paysans, on ne parle pas de ça ou alors en évoquant les autres à la rigueur. « Le père Untel, tu parles qu'il a changé depuis qu'il est tout seul. » Mais pour soi, il y a toujours une certaine pudeur, une gêne aussi à se dévoiler : on ne fait pas étalage de ses sentiments.

9

Mercredi 18 février

Dès le matin, je vais chercher le courrier et porter le journal, histoire de voir comment ça va, sans en avoir l'air.

Même tableau, il est dans son fauteuil à moitié endormi, les animaux ne sont pas nourris. Je remarque le sol tapissé de poils de chien. Tout en parlant, j'en profite pour donner un coup de balai et je m'informe du menu de ce midi.

— Oh ! tu sais, il m'en faut pas beaucoup, ça ne passe pas.

— Veux-tu que je te prépare quelque chose ?

— Non, non, j'ai tout ce qu'il faut.

— Ça n'a pas l'air d'aller ? Tu as mal quelque part ?

— Mais non, j'ai mal nulle part, mais j'ai point d'courage, j'ai d'goût à rien.

— Tu ne regardes pas la télé ?

— Ma foi non, ils ont changé toutes les émissions, je n'sais pas c'que c'est que ça. Je ne l'allume plus.

Alors là, s'il ne veut plus regarder la télévision... lui, si fier de son super grand écran, tout récent. Il est en pleine dépression le papy, il n'a plus le goût de vivre, il se laisse aller.

L'après-midi, la situation n'a pas évolué. Fauteuil, bâillements, la chienne qui ne sort plus.

— J'ne f'rais bien que d'dormir.

— Tu devrais sortir, il ne faut pas rester enfermé.

— Chais pas, y fait quel temps ?

— Tu déprimes là, tu ne peux pas rester comme ça.

J'essaie de le faire parler. S'en suit une discussion sur ce qui le tracasse, son ex-amie qu'il a croisée au super marché en galante compagnie et qui ne l'a pas salué. C'était quoi, il y a une dizaine de jours et comme par hasard il a eu ce malaise dans le même lieu.

— Oh ! non, j'y pense pas. Ça n'm'a rien fait, enfin j'crois pas.

— Il faut réagir, sortir, toi qui t'ennuyais tellement à la maison.

— Ça m'dit rien.

— Ecoute, ce n'est pas normal, tu as peut-être un manque de fer ou autre, il faudrait voir le médecin. Veux-tu que je l'appelle ?

Pas de réponse. Balbutiements. Regard fuyant. Je pense que c'est plutôt « oui » mais je me doute bien que ça ne va pas être facile. Il ne voit jamais le médecin et en est très fier.

De retour chez moi, je réfléchis. Lui, ne prendra jamais la décision. Pas possible de le laisser ainsi, d'un autre côté il ne se plaint pas, il dort bien... trop même...

Allez, j'appelle. Pas de rendez-vous avant lundi prochain même en insistant, non, il ne souffre pas, non il n'a pas de température, ça peut attendre, bien sûr.

Tant pis, c'est mieux que rien et en cas de besoin, il y a toujours les urgences.

La fin de la semaine se passe dans l'attente pour nous, avec une surveillance discrète mais accrue. Nous remarquons une perte de repères dans le temps. Il fixe souvent la pendule. Je l'aide à préparer ses repas. Je le pousse à sortir, à dire bonjour à nos chèvres qui ont changé de pâture.

Pas d'entrain. Il se force à mettre le nez dehors. Les boîtes pour chat ont fait leur apparition et apparemment, il ne se souvient pas de l'incident.

Le dimanche, il déjeune avec nous. Je lui propose des choses qu'il aime : une tranche de gigot, un dessert gratiné aux pommes.

Tout semble normal, à part le manque d'appétit, lui qui était si bon mangeur. C'est surtout un carnivore d'habitude mais la viande aujourd'hui n'a pas de succès.

Il repart chez lui, lorsqu'une voiture arrive. C'est pour lui ! Un couple qu'il a connu au cours de son seul voyage en Bretagne et qu'il fréquente au club. Tant mieux ! Il va passer un bon moment.

Dans la soirée, il me raconte leur visite et se met à pleurer, à pleurer… « Des gens si gentils et me voir dans cet état-là ! »

Je l'avais persuadé qu'il faisait une dépression, mais je ne comprends pas : vu de l'extérieur, personne ne peut deviner.

Heureusement, le rendez-vous est pour demain matin. Il me redemande l'heure du départ.

— Je ferai sonner le téléphone une heure avant si tu veux.

Lundi 23 février

Il a mis ses habits de sortie, les habits du dimanche ne voulant plus dire grand-chose.

A l'aller, il est inquiet, le contraire serait étonnant. Pour donner le change, je fais la conversation parlant de tout et de rien. Je tiens à voir son médecin que je ne connais pas, afin de lui résumer la situation et tout ce que j'ai observé, insistant sur cette dépression qui semble l'envahir. Il m'écoute et me demande de rester pendant l'auscultation. C'est un homme très chaleureux, tout en parlant il l'aide à déboutonner sa chemise.

Rien à signaler, l'incident au supermarché n'inquiète pas le praticien plus que ça, « un petit malaise vagal ».

— Où avez-vous mal ?

— Nulle part.

— Êtes-vous triste ?

— N... on. « Tu penses, chez nous, on ne s'inquiète pas pour ça. »

S'en suivent quelques questions sur le passé proche puis sur le passé plus lointain pour tester la mémoire. Que de bonnes réponses ! Le docteur me dit :

— Ce n'est pas facile à diagnostiquer. Vous pensez qu'il lui faut un petit antidépresseur ?

— Oui, ce serait bien.

Je me dis que même un placebo pourrait débloquer la situation.

— Alors, voilà. Un demi-comprimé le matin pendant trois semaines. Nous nous reverrons à ce moment-là.

Et nous voilà repartis avec en plus une autre ordonnance pour une prise de sang.

— Tu vois, ce n'était pas si grave. Dans quelques semaines tu seras remis sur pied.

Nous en profitons pour faire quelques courses dans le fameux supermarché. Il me suit tranquille, tout va bien. Je prie, moi qui ne suis pas croyante, pour qu'on ne fasse pas de rencontre fâcheuse.

Dans l'après-midi, je remarque que sa porte est fermée à clé, ce n'est pas dans ses habitudes. Je lui porte ses médicaments en ayant pris soin de ne laisser qu'une plaquette pour la semaine, on ne sait jamais...

Mardi 24 février

La journée commence bien ! Il a avalé un comprimé entier et se demande s'il doit en prendre d'autres ! Je lui avais pourtant répété la dose et c'était marqué sur la boîte. Je casse les pastilles en deux et les place dans un pot transparent pour pouvoir contrôler facilement.

C'est tout lui ça, déjà quand il avait eu son opération de la prostate, il se comportait comme un enfant et quand on lui disait que tout allait bien, que c'était fini, il prenait un air de martyr. Il fallait même lui remplir ses chèques car d'après lui, il n'était pas sûr d'y arriver.

Vers onze heures, les poules et les lapins n'ont pas encore mangé. Le cousin, qui est là, lui en fait la réflexion mais il ne bouge pas. Je demande :

— Tu veux que j'y aille ?

Daniel rétorque :

— Il vaut mieux que ce soit lui, ça va lui faire du bien.

Je n'en pense pas moins, mais je propose quand

même de l'accompagner car il n'a pas l'air très solide sur ses jambes.

— Veux-tu un bâton pour t'appuyer ?

Il prend de mauvais gré le rameau de frêne que j'ai trouvé sur le tas de bois, mais ne s'en sert pas vraiment, le mettant d'abord sous son bras. « Non, mais ! J'suis pas un vieillard. »

L'après-midi, sa sœur Jacqueline passe pour le voir vers seize heures. Tout est fermé, les rideaux sont tirés. Elle s'inquiète, étant informée de son malaise.

Mon mari frappe à la fenêtre de sa chambre. Il dormait, parti pour sa nuit. En se levant, il refait surface difficilement et ne comprend pas ce qui lui arrive.

Lorsqu'elle part, sa soeur lui dit :

— A bientôt.

— Oh ! Peut-être, peut-être pas.

On se dit qu'il exagère comme à chaque fois, il se voit gravement atteint et en fait toute une montagne.

Mercredi 25 février

C'est le jour de la prise de sang. Mon père se laisse conduire comme un petit enfant. Les rôles sont inversés et je me sens mal avec cette nouvelle responsabilité. Je remplis son dossier, il signe le chèque que je lui présente. Il plaisante avec l'infirmière, dira même :

— C'est déjà fini ? Ah ! Je n'ai rien senti. Vous faites ça bien !

A la sortie, comme il est venu à jeun, je l'emmène se restaurer avec un chausson aux pommes et un jus d'orange. Il n'est pas très causant. Son regard se porte ailleurs, sans vraiment s'arrêter, comme s'il était seul. Au retour, je le laisse devant sa maison et repars chez moi. J'ai remarqué qu'il vacille un peu, pas très sûr de lui, marche à petits pas.

Un peu avant midi, mon mari frappe chez lui, histoire de trier quelques papiers et surtout de voir ce qu'il va manger. Il le retrouve dans son fauteuil, les yeux dans le vague. Une heure après, il n'a toujours pas enlevé son blouson ni ses chaussures.

En début d'après-midi, nous avons déjà les résultats de la prise de sang. Par internet, tout va si vite. Rien de spécial, sinon un très léger dépassement en glycémie.

— Tu vois, il n'y a rien du tout, tu te fais des idées. Allez viens, on va faire un tour dehors.

Il finit par aller couper des choux pour ses lapins. Je l'aide ensuite à préparer sa soupe pour le soir. Il épluche une carotte mais semble dépassé. Il regarde la pendule avec insistance, « la soupe ne sera jamais cuite, ça tourne trop vite ».

Je sors sur la table ce qu'il va manger au dîner.

— Ah ! chais pas si ça va passer.

Je le laisse avec sa soupe sur le feu, en ayant baissé le gaz après l'ébullition.

Quand je reviens en soirée : la soupe est toujours sur le feu et il n'y a presque plus d'eau. Il l'a complètement oubliée et s'est endormi ! Ça devient dangereux.

Jeudi 26 février

Lorsque nous arrivons chez lui désormais, la porte est fermée à clé et il est endormi dans son fauteuil. Nous discutons chaises et canapé : je lui conseille de s'asseoir à la table, il s'endormira moins facilement.

Au milieu de la matinée, je l'entraîne dehors avec son bâton pour soigner la basse-cour. Il me montre la ration pour les poules, me rappelle :

— Pour les lapins, une poignée aux petits, deux pour les gros et de l'eau tous les jours.

Comme si c'était la dernière fois qu'il venait.

Je le laisse ensuite discuter au jardin avec son cousin. Vers midi, je refais mon apparition et lui prépare une entrée.

— Il me reste de la viande, comme j'mange plus grand chose, et puis Nénette va m'aider. Nénette, c'est la chienne qui parfois devient Bèbelle ou Mèmère mais se fait rarement appeler par son vrai nom : Bouba.

L'après-midi, je jette un œil au carreau : il a essayé, il est assis au bout de la table mais il dort sur sa chaise. Comment fait-il pour dormir toute la journée comme ça ?

J'entre, parle à la chienne, fait un peu de bruit : il se réveille en sursaut et manque tomber de sa chaise. Rediscussion, à peu près toujours les mêmes paroles.

— Tu n'as rien, tu vois bien...

— Je sais bien que vous faites tout pour me rassurer mais oh, la la... je n'dis que des bêtises, je dors toute la journée, je suis dev'nu moitié fou.

— Mais non, tu n'es pas fou. Si c'était le cas, tu ne t'en rendrais pas compte et tu ne le dirais pas.

J'insiste :

— Qu'est-ce qui ne va pas ? Où as-tu mal ? Dis-le.

— Mais non, puisque je te dis que j'ai mal nulle part.

— On ne peut pas te laisser comme ça à te lamenter et te faire des idées noires. On rappelle le médecin ?

— C'est pas la peine.

Je rentre chez moi, torturée. Que faire ? Je décide de rappeler le médecin qui me répond de mauvaise grâce pendant son travail.

— Ecoutez, je comprends que vous soyez inquiète mais nous avons mis en place un traitement et il faut attendre deux ou trois semaines pour en voir les effets.

Je me permets d'insister :

— Il dort presque toute la journée, n'a plus d'autonomie pour ses repas, n'a plus de repères dans le temps, tient parfois des propos confus, n'est plus assuré sur ses jambes.

— Il a pu faire un petit AVC mais ça, nous ne le saurons qu'avec le scanner. Pour ma part, je ne peux rien faire de plus. Il faut l'hospitaliser. Je vous prépare un courrier pour demain matin. Vous l'emmènerez aux urgences dans l'après-midi.

Je raccroche toute tremblante. Les choses deviennent sérieuses.

« Merci monsieur, comment vais-je lui annoncer ça, moi, maintenant ? Je n'aurais peut-être pas dû. Ils vont se foutre de nous aux urgences. »

Finalement, je décide de ne rien lui dire ce soir. Lorsque je retourne le voir, il rentre avec une énorme provision de bois pour son poêle.

Il en avait bien déjà pour deux jours à l'avance et là, il se retrouve avec une montagne de rondins près de sa cheminée.

— De toute façon, je ne l'allume pas, j'ai pas froid, ça fait bien huit jours que je n'fais plus de feu. (en février ?)

Heureusement que les radiateurs électriques prennent le relais. Alors pourquoi tout ce bois ? Peut-être a-t-il peur de ne plus pouvoir se déplacer bientôt ? Sourire, discuter, faire comme d'habitude… Trop d'incohérence, ça ne va pas du tout !

Vendredi 27 février

Je pars de bonne heure chercher la lettre de recommandation du médecin. Pendant ce temps, mon mari s'occupera des animaux et viendra *préparer* mon père, ce qui est bien le mot juste. Au retour, je lui achète un pyjama, lui qui n'en porte jamais et qui dort avec sa chemise de travail.

Lorsque j'arrive, ils sont tous les deux dans la cuisine, mon père l'air un peu hagard, mon mari qui cherche la carte vitale.

Je me lance aussitôt :

— Voilà, le docteur voulait me rencontrer... Il m'a dit qu'il valait mieux faire d'autres examens... et pour cela... il te fait entrer à l'hôpital. Tu as peut-être eu un petit AVC... ils vont te faire des radios...

Pas de réaction ou plutôt le même regard un peu ailleurs. J'enchaîne :

— Il faut que nous partions cet après-midi. Ecoute, je vais préparer tes affaires et tu viendras manger avec nous. Il faudrait te laver maintenant.

Pas de réaction.

Il vient vers sa chambre pour me regarder faire son sac et se laisse choir sur une chaise dans la salle d'eau.

Il semble anéanti.

Une heure après, il n'a pas bougé, il est toujours sur sa chaise, perdu. Mon mari se propose pour l'aider à prendre une douche. Il me dira plus tard qu'il l'a vu tanguer sur ses jambes, qu'il l'a retenu sur le carrelage, heureusement qu'il était là.

Avant le départ, nous essayons de lui remonter le moral.

— Ils ne vont pas te garder longtemps, les places sont chères, tu sais.

— Ils veulent juste faire des examens et ils t'auront sous la main.

— Ils ne vont pas t'opérer de toute façon.

Tout cela est vrai et nous y croyons nous-mêmes : ce ne sont pas des paroles en l'air.

C'est l'heure ! Une petite caresse à Bouba, pas trop longue sinon les larmes vont couler.

— Ne t'inquiète pas, nous gardons la maison. Tu reverras tout le monde en bonne santé.

— En un sens, j'suis content, j'ai pas trop de bêtes en ce moment. Vous n'aurez pas beaucoup de travail.

C'est un moment émouvant, plein de choses nondites. Je sens moi aussi les larmes monter. Et si c'était un adieu à sa maison, à tout ce qui fut sa vie ? Mais non, il n'y a rien de grave.

10

15H30

Nous entrons aux urgences. Mon père me suit à petits pas, soumis, comme s'il s'en remettait entièrement à moi. Questionnaire d'entrée, lettre de recommandation puis on l'emmène dans un box. J'ai encore quelques renseignements à donner et l'on me donne la permission de le rejoindre.

Il est déjà installé sur un chariot avec une chemise d'hôpital. On lui a encore fait une prise de sang : la dernière date pourtant d'il y a deux jours. On lui installe des plots sur le corps pour un électrocardiogramme.

Une infirmière vient lui poser quelques questions personnelles et m'invite à lui raconter les débuts de son mal-être. J'insiste sur la dépression et le malaise au supermarché. Puis nous restons seuls dans cet espace restreint, porte fermée, lumière artificielle, pas de fenêtre.

Il fait très chaud, mon père bâille.

— Dors, ne t'inquiète pas, je reste là.

Effectivement peu de temps après, il s'endort d'un sommeil agité.

Heureusement j'ai toujours un livre avec moi, mais l'ambiance n'y est pas, coincée comme je suis, à côté du lit sur une chaise bancale et qui grince. Mon père ronflotte gentiment. De temps en temps, il ouvre un œil, consulte sa montre, il lâche même quelques pets.

Je ne tiens plus. Depuis combien de temps sommes-nous là ? Une heure ou deux. Qu'est-ce qu'on attend ? Personne ne vient, y a pas urgence !

Je manque d'air. Je sors dans le couloir, m'enquérir du pourquoi. Au-dehors, il fait déjà noir.

— Nous attendons les résultats de la prise de sang, madame. Encore une heure, et ça devrait être bon.

Je réintègre la cellule et demande à mon père de patienter encore.

Beaucoup de va-et-vient dans le couloir. Piétinements, bruits de chariot, des membres du personnel qui plaisantent.

— Ah ! Vous allez à La Baule ? Les veinards !

— Bon week-end ! A lundi !

C'est long !

Vers dix-neuf heures, je sors pour téléphoner à la maison.

Dans le box, il fait toujours aussi étouffant et les effluves médicamenteux n'améliorent pas l'air ambiant. Enfin, vers dix-neuf heures trente, l'infirmière nous informe que les résultats sont bons, mais qu'on va le garder ici jusqu'à lundi par sécurité, qu'un scanner est prévu dès que possible.

— Suivez-moi, venez par là.

Finalement à ma demande, car je le vois bien faible, on le transporte en fauteuil roulant jusqu'au bout d'un interminable couloir et le voilà installé pour au moins trois nuits dans une chambre des urgences ayant un cabinet de toilette commun avec le voisin. Du côté de mon père, c'est une porte en accordéon à laquelle il manque au moins quinze centimètres en haut, si bien qu'on est aux premières loges quand le voisin vient se soulager !

J'attends qu'on lui apporte à manger et je le

regarde entamer sa soupe en sachet aux champignons. Il suçote. Ce n'est pas gagné ! Il délaisse la soupe pour attaquer le plat de résistance : poisson bouilli et carottes.

Encore un moment et je le quitte pour rentrer chez moi. Mon pauvre père, comme il doit être déboussolé ! Il ne doit rien comprendre à ce qui lui arrive.

Lui qui maniait la tronçonneuse il y a tout juste un mois. Lui qui allait si bien, qui paraissait invulnérable. Lui qui, l'an dernier, avait organisé une fête « à tout casser » pour ses quatre-vingt-cinq ans. Et quelle fête ! Il s'y était préparé dix-huit mois à l'avance. Il avait réservé une salle, prévu un traiteur, la chanteuse pour animer, de la musique pour danser. Il aimait les toilettes et avait acheté pour l'occasion une tenue complète. Sur sa belle chemise, il arborait fièrement un petit gilet de satin. Les femmes venaient le féliciter « que tu es beau ! » Il adorait danser, toujours capable de faire une valse. Je le revois encore siffloter *Le petit vin blanc*. Son amie était là avec ses enfants et même si elle n'avait pas eu le comportement souhaité, car elle avait déjà la tête ailleurs, mon père était rayonnant, heureux et nous l'étions pour lui.

J'ai hâte de rentrer malgré tout, de retrouver mon mari pour lui raconter, pour partager. Au volant, je me surprends à chantonner *Mon vieux*[1] sans vraiment me soucier des paroles.

*

En passant devant le portail, j'aperçois le museau de Bouba dans la pénombre. Elle attend son maître et va peut-être rester là toute la nuit !

A la ferme, j'ai toujours connu la présence rassurante et affectueuse d'un chien et la plupart du temps d'une ribambelle de chats. Les animaux étaient bien traités, bien nourris.

Le premier chien accompagnant mon enfance était une douce femelle Berger allemand du nom de Bergère. Par la suite, il y a eu Diane, Karl, puis Rex, un magnifique Tervueren gris fumé.

Mes parents aimaient les beaux chiens et les gros de préférence. Nous avons connu deux bergers belges Groenendael noirs comme l'ébène : Jody très gentil et Irwin beaucoup plus sournois. Entre temps, il y avait eu Tom, un Montagne des Pyrénées puissant et agressif.

Depuis qu'il était seul, mon père avait besoin d'un

---

1 - *Chanson de Daniel Guichard*

compagnon et surtout d'un animal dissuasif. Après une foire exposition, où son regard se posait sur les molosses, Saint-Bernard, Terre-neuve et autres, nous l'avons orienté vers les Leonberg, réputés doux et sociables. C'est ainsi que Bouba est arrivée au village.

Samedi 28 février et dimanche 1er mars

C'est le week-end. L'équipe médicale a changé. Nous le retrouvons chaque jour en forme. Il nous dit être questionné sans arrêt par l'infirmière ou le docteur et ça l'agace mais dans l'ensemble, il paraît serein et même un peu plus gai.

Le samedi, sa tension artérielle est assez élevée, il doit garder le lit.

— Qu'as-tu mangé ce midi ?

— Je n'sais pas. J'ai pas mangé. Oh ! faut pas m'demander trop de choses.

Curieux ces oublis !

— On a laissé la petite Bouba à garder la maison.

Aucune réaction... L'infirmière lui demande s'il connaît la date d'aujourd'hui. Il réfléchit un peu et conclut :

— Je n'sais pas.

— Ce n'est pas grave, mais demain c'est le mois de mars.

— Ah ! Déjà.

Le dimanche, il est assis dans un fauteuil, va aux toilettes tout seul.

— As-tu des médicaments ?

— Rien du tout.

— Eh bien, tu vois, tu n'es pas un grand malade.

Notre fils arrive avec sa petite famille. Grand Papy est tout heureux de voir ses arrières petits-enfants qui lui sautent au cou.

Le scanner est prévu demain lundi. Finalement, il n'y a pas trop d'attente et il pourra rentrer bientôt. On lui explique la situation, qu'il a pu faire un petit AVC, comme le père Dupont qui, lui, en a même fait plusieurs et s'en est bien remis.

— Après ça, tu auras un traitement et tout rentrera dans l'ordre.

Une chose le tracasse :

— Je n'sais pas où j'ai pu mettre mon sacré couteau. Y m'semble pourtant que je l'avais emmené. Si tu l'trouves...

11

Semaine du 3 au 8 mars

Mardi 3 mars

Nous ne sommes pas venus hier à cause du scanner, mais il a vu Violaine, une de ses belles-soeurs. Dans la famille il n'y a pratiquement plus que des femmes, ses frères et beaux frères sont déjà partis. Mes tantes se chargent de le dorloter.

Je le retrouve au deuxième étage, en Médecine B, là où il a été transféré à son retour du scanner.

Dans cet univers hospitalier, il semble perdu. Il se fait tout petit, ne réclame rien. Il a le fameux bouton rouge à portée de main. On lui a expliqué qu'il a juste à appuyer pour appeler, mais il n'en fait rien, ne pas déranger surtout, si bien qu'il attend une visite pour aller aux toilettes. Ce mardi justement, j'ai à peine refermé la porte qu'il me dit depuis son lit :

— J'ai une sacrée envie...

— Attends, je vais t'aider.

Il se lève, je le vois tanguer.

— Tiens-toi bien, là et... là.

J'apprends juste après qu'il ne doit pas se lever : trop de tension. Le matin, les deux aide-soignantes ont eu des difficultés à le conduire faire sa toilette.

— Non, non, il ne doit pas se lever tout seul, il faut appeler.

Bien reçu, je ne recommencerai plus.

Je lui ai fait brancher le téléphone ; la télé ne l'intéresse pas, il ne veut plus la regarder « ils ont tout changé, y a rien de beau ».

La chambre est grande, belle vue sur la campagne vers l'est, vers chez nous, mais il n'en dit rien, ne voit pas ce que je lui montre.

— Alors, ce scanner, tu n'as pas eu peur de cette grosse machine ?

Sourire, gloussements...

— Bah ! Tu parles, on m'avait dit : c'est long, faut pas bouger... Ils m'ont bien emmené jusqu'à la porte, mais je n'suis jamais entré. Ils ne m'ont rien fait.

Je plaisante :

— Toi, comme c'est là, tu t'es endormi.

Il ne sait rien du résultat. Lui a-t-on dit ? A-t-il oublié ?

Dans le couloir, je finis par repérer l'interne. Une jeune infirmière m'a mise au courant pour le code de l'hôpital : regarder la couleur des revers de poche, les docteurs, eux, portent une blouse longue.

— Le scanner n'a rien révélé. Une IRM est prévue pour lundi prochain.

Je discute avec lui de probabilité d'AVC.

— Oui, c'est tout à fait possible. L'IRM, c'est plus précis dans ce cas. Avec un traitement adapté, ça se remet très bien au bout de quelques semaines.

Quand j'annonce le délai à mon père, je m'attends à des protestations, quelques jurons, mais non, ça ne l'atteint pas. Un jour ou l'autre, c'est égal. Puis je me dis qu'il a perdu la notion du temps.

Ce jour-là, je lui apprends que notre petit chien est chez le vétérinaire, qu'un de ses yeux coule et qu'il souffre terriblement.

Avant mon départ, il me réclame une autre bouteille d'eau de Cologne.

Pendant nos visites, il ne parle pas beaucoup. Nous évitons de lui poser des questions pour ne pas le mettre dans l'embarras. Nous lui donnons des nouvelles de ses bêtes, lui racontons des anecdotes pour l'amuser. Peu ou pas de réaction comme s'il avait coupé tout lien avec son monde.

Parfois :

— Ah ! Tu parles pas.

Le plus surprenant, c'est qu'il ne parle jamais de sa chienne.

Il ne s'inquiète pas non plus de sa santé, ne pose pas de questions.

Je lui avais rempli un cabas avec une collection de *Rustica* et quelques albums photos. Il n'aime pas lire, mais feuilleter des magazines peut le divertir. Et puis quand il s'endort, ça permet aux visiteurs de « passer le temps » comme on dit.

Nous remarquons de plus en plus ses trous de mémoire. Il ne sait jamais ce qu'il a mangé le midi, ni s'il a vu le docteur le matin. C'est peut-être normal, après tout. Mais va-t-il bien récupérer toutes ses facultés intellectuelles ? Je trouve cela inquiétant.

Difficile d'avoir des informations avec du personnel qualifié. Il n'y a plus de fiche de renseignements au pied du lit, chaque infirmière se déplace avec son ordi sur roulettes.

*

Je revois l'interne presque tous les jours. Il est partout. Ses journées doivent être longues. Je m'inquiète auprès de lui :

— Pour l'IRM, ça ne va pas pas faire long ? Trois semaines depuis son malaise. Les signes cliniques ne risquent-ils pas d'être atténués ou d'avoir disparu ?

— Non, il restera toujours des traces ; et puis estimons-nous heureux d'avoir un rendez-vous si tôt car la liste d'attente est longue.

— Il ne prend pas de médicaments...

— Pour l'instant, nous ne pouvons rien lui donner, il faut attendre les résultats de l'IRM. Il y a deux figures d'AVC qui sont traitées différemment selon le cas.

Il me dit qu'un kiné passe tous les jours pour la rééducation à la marche. Il me parle aussi de l'orthophoniste. « Ah, bon ! il parle pourtant de façon compréhensible, même s'il parle peu. »

La conversation n'étant pas chose aisée avec le malade, il faut parfois faire preuve d'imagination. Un jour, je lui parle de ses poules, mine de rien :

— Y'en avait combien ? Je suis toujours à les recompter de peur d'en perdre.

Il réfléchit longuement.

— Quatre noires, quatre rousses, ça fait huit, deux canards, une oie.

— Ouf ! Elles sont toutes là.

Bien ! Tout n'est pas perdu (réponse sensée). Je passe sous silence celle que nous avons trouvée morte un matin avec une blessure au cou, sans doute un rat qui passait par là.

*

C'est la période *clémentine*, il en prend volontiers et j'en rapporte à chaque visite. Quelquefois il est dans son fauteuil, le lendemain, il n'a pas le droit de se lever.

— Ils sont gentils avec toi ?

— Tout le monde est bien aimable, mais j'en ai ma… a… rre de toutes leurs questions.

— C'est long ! Tu t'ennuies...

— Je ne m'ennuie pas, y a toujours du travail, y a trop d'travail, j'ai l'temps de rien.

Là, ça ne va plus, il déraisonne complètement.

*

Le mercredi, je lui apprends qu'il ne reverra plus Dudule, notre petit griffon qui a été euthanasié hier. Il ne l'a jamais beaucoup aimé, trop remuant et agressif avec ses chats, pourtant il se cache les yeux, laisse entendre un sanglot.

Un peu plus tard, le téléphone sonne. Je vois qu'il a des difficultés à décrocher avec sa main droite ; il prend la gauche. C'est Marie-Claire.

— Oui, oui, ça va.

Il écoute, secoue la tête, répond par oui ou par non. Quelques minutes après, il raccroche.

Il n'a pas l'air de souffrir, en tout cas, il ne se plaint jamais. Pas de maux de tête, rien.

Le jeudi, mon mari part dans l'intention de lui faire signer plusieurs chèques pour régler des frais de laboratoire. « Cela n'a pas été possible, sa main tremblait trop. » Est-ce qu'il voit bien ? Sa vue a peut-être baissé.

Le lendemain, à mon tour, je vais faire une tentative. Pour le premier chèque, tout va bien. Au deuxième, c'est très laborieux et mal écrit. Je tente un troisième qui se révèle inutilisable.

— Ce n'est pas grave, tu es mal installé et la table bouge...

Est-ce qu'il se rend compte de son état ?

12

Les journées se succèdent à peu près toutes semblables. Le temps nous manque.

Ici, la vie a changé , il va falloir s'organiser : nous nous retrouvons avec vingt-deux animaux en plus des nôtres et tout ce petit monde est disséminé dans le village.

Pour notre part, nous possédons trois chèvres naines affectueuses mais malignes au point de profiter du moindre trou dans le grillage pour filer. A la maison, il y a Grochat assez âgé, qui ne voit plus depuis au moins un an et puis il y avait le griffon Dudule, qui est devenu aveugle lui aussi cet hiver .

Mon père a six lapins, trois gros et trois lapins nains dans des clapiers situés à l'est. Il faut aller effeuiller les choux à cent mètres au sud et repiquer vers le nord pour prendre les céréales dans l'étable, puis le foin sous le hangar. De temps en temps, il faut *curer* les clapiers. Dans le poulailler carrément à l'ouest, onze bestioles, huit poules, un couple de colvert et Mère Oie très marrante qui va tremper les croûtons de pain dur dans l'eau pour les ramollir et mieux les engloutir.

Les trois mères chattes ont déserté la maison et ont élu domicile dans un vieux bâtiment. A chacun de nos passages, elles attendent leur ration de croquettes. Il y a encore un autre petit chat très sauvage qui vit tout seul vers la maison. Autant de lieux pour la nourriture !

Le gros morceau reste Bouba, très dépendante de son maître. Heureusement, elle est bien habituée à nous et nous l'adoptons sans problème. Autant dire qu'elle investit de plus en plus notre espace même si la nuit, elle retourne dormir chez elle.

Je ne peux pas dire si elle est « heureuse » car selon un spécialiste pour chiens portant nœud pap, on n'emploie pas cet adjectif pour un animal. « Madame ! Voyons ! »

A-t-il seulement observé le regard des animaux abandonnés dans les refuges ? Comment peut-il les qualifier alors ? Et moi, si je veux personnifier mes animaux, c'est mon affaire.

C'est bientôt le printemps. Le jardin se réveille et nous sommes très en retard pour le commencement des travaux.

Il va falloir s'activer pour nettoyer les abords, tailler les rosiers, arracher l'herbe. C'est mon père qui s'occupait du chemin d'accès. La surface à entretenir est beaucoup plus étendue cette année et il faut que ce soit propre quand il reviendra.

Comme aimait plaisanter mon mari quand nous venions aider aux travaux de la ferme, « il vaut quand même mieux épouser une princesse qu'une bergère. »

Chaque jour, je rapporte du linge qu'il faut se presser à laver et faire sécher. Tous les après-midi, c'est la visite à l'hôpital, si bien que les jours filent à une vitesse incroyable.

Le téléphone a tendance à sonner beaucoup plus et souvent au mauvais moment. La famille, les relations, tout le monde veut avoir des nouvelles.

J'ai abandonné le club de vannerie et mes ateliers d'écriture : plus le temps, plus le goût.

Et puis il y a la mère de mon mari (quatre-vingt-douze ans) qui n'est pas très bien portante et qui vit seule à dix kilomètres de là.

C'est une période très difficile auréolée d'inquiétude et de peur de l'avenir.

Nous décidons avec mon mari, d'intercaler nos visites, tantôt l'un, tantôt l'autre, ce qui nous laissera un peu de temps à la maison. Je n'ai ni frère ni sœur et c'est donc une grosse charge pour nous.

13

Chaque jour, nous essayons de le faire réagir par nos histoires.

A la ferme, il y a de la nouveauté : une lapine a eu cinq petits, Mèroie a commencé à pondre : déjà quatre gros œufs. Il ne réagit pas et je répète en lui mettant quatre doigts devant les yeux comme je le ferais avec le plus jeune de mes petits-fils. Nous avons fait une omelette, chacun son œuf.

— Ah !

Sa bouche s'arrondit, aucun commentaire.

De plus en plus, il semble se réfugier dans un monde parallèle, ne prête plus attention à ce que l'on dit et ne se souvient pas du passé proche. Il n'a pas de visite, on ne lui donne pas à manger selon ses dires. Il répond le plus souvent par monosyllabe.

Tout ceci est très inquiétant ! Pourtant les médecins n'ont pas l'air de s'affoler...

J'ai prévenu la famille proche et plusieurs amis. J'en croise quelques-uns lors de mes visites. Je renoue avec les uns ou apprends à connaître les autres.

Pendant cette semaine, chacun y va de son commentaire :

— Il était content de me voir.

— On a bien discuté.

— Il est bien, il ne souffre pas.

— Mon mari a eu la même chose, ça se guérit bien, mais il faut le temps.

— Il n'a plus de force, c'est normal, toujours couché et avec ce qu'il mange...

Content ? Certes, il affiche un visage aimable et plutôt souriant. Question discussion, les gens lui parlent et il répond « oui, oui, c'est sûr ». Il ne souffre pas sans doute, mais ses capacités diminuent. Il perd l'équilibre et s'endort de plus en plus. Quand on lui demande s'il a vu untel, il ne s'en souvient pas. Est-ce qu'il reconnaît bien ses visiteurs ?

Pour ma part, je m'aperçois que lorsque j'entre dans la chambre, il fronce les sourcils d'un air peu amène. Qu'est-ce que ça veut dire ? N'est-il pas content de me voir ? Je me pose des questions : peut-être m'en veut-il et pourquoi ?

Ou alors, il ne voit plus très bien et met un certain temps à réaliser ?

Il faut dire que chez nous comme chez les autres à la campagne, les effusions, les grosses embrassades n'ont jamais eu cours, les « je t'aime » n'ont jamais existé. On se touchait peu mais on s'estimait, on était bien ensemble.

Il me présentait toujours en disant « c'est *la* fille », ce qui ne me plaisait pas beaucoup mais amusait mon entourage et nous avons pris le pli chez moi de dire « le père, la mère, le fils, le p'tit... » comme une parodie, aussi lorsque j'entends au téléphone : « Allô, c'est le fils », je ne peux m'empêcher de sourire car j'y ressens nos connivences teintées d'un peu d'ironie.

*

Un jour, je lui demande :

— As-tu bien mangé tes biscottes, ce matin ?

— Rien, rien du tout.

— Tu n'as pas mangé ?

— Si, mais heureusement qu'on est partis de bonne

heure. Il montre le couloir.

— Y avait du choix. On s'est servi vite fait parce qu'ils ramassaient tout et y aurait plus rien eu. On a eu d'la chance.

— Ah oui, mais tu étais avec qui ?

— Avec Marie-Claire !

Autrefois, les gens auraient dit : « Il n'a plus toute sa tête. »

*

Le vendredi, quand j'arrive, Violaine est déjà là. Elle m'accueille avec vivacité et s'empresse de me raconter un incident survenu en fin de repas. Mon père a saigné abondamment de la bouche, les infirmières sont venues.

— Il a dû se mordre.

Lui, pense qu'il a mâché un bout de ferraille dans la compote. Sa langue est encore rouge vif et il a des traces de sang sur les mains. Nous n'en saurons pas plus, « c'est fini maintenant ». J'espère que nous ne sommes pas passés à un stade supérieur.

Un soir du week-end, je ne trouve pas l'habituel sac de linge sale. J'en fais la remarque à une aide-soignante qui farfouille dans le placard, fait mine de chercher, puis sort un sac de l'hôpital contenant les vêtements propres de mon père, ceux qu'il portait à son entrée aux urgences et déverse le tout sur le lit. J'aperçois le pyjama, le caleçon.

— C'est là, tenez.

— Bah ! Enfin pourquoi c'est là ?

— C'est le règlement.

— D'habitude, c'est dans un autre sac.

— Y en avait pas, on n'met pas ça n'importe où, et puis faudra laver tout ça.

— Même la parka ? Et son pull ? Vous vous rendez compte...

— C'est plein d'urine tout ça, si ça se trouve.

En effet depuis quelques jours les pyjamas sont humides et c'est une raison supplémentaire pour ne pas mélanger les habits. Comment a-t-elle pu faire ça ? Et puis pourquoi me parle-t-elle ainsi ? Bon, calmons-nous. Elle a peut-être des soucis ou un sale caractère. N'empêche, je suis furax, c'est la première fois que ceci arrive.

Il lui manque une certaine dose de bon sens ou elle aime importuner les gens. Faudrait peut-être penser à une reconversion. J'aurais dû me plaindre en haut lieu.

Dans ce milieu hostile, on attend de la gentillesse, de la chaleur humaine, on a besoin de réconfort, surtout pas de mise en boîte. Tout le monde est un peu inquiet, les patients mais aussi les familles et quand la porte s'ouvre, on espère une certaine empathie, un sourire, une parole aimable, mais pas d'indifférence ou d'agressivité.

14

Convaincus par la forte probabilité d'AVC, nous envisageons le futur avec de sourdes angoisses, le retour de mon père parmi nous, sa vie après.

Même si tout se passe pour le mieux, il va être tellement inquiet qu'il ne voudra pas rester tout seul. Vivre ensemble nous apparaît impossible. Matériellement déjà, le problème reste coriace avec une maison qui ne comporte que des escaliers : huit marches pour grimper chez nous et dix-huit pour monter à l'étage. La salle d'eau se trouve au premier, comment l'y emmener ?

D'autre part, je ne me vois pas lui faire sa toilette. Chez nous autrefois, personne ne se promenait en petite tenue et tout nu, encore moins. Sacrilège ! Comme nous n'avions pas de douche, mon père se lavait avec une bassine dans la petite cour à l'arrière et il ne fallait surtout pas aller jouer par là. Il faudrait donc des intervenants pour aider les aidants, mais ce n'est pas le plus difficile.

Sans problèmes matériels, la cohabitation demeurerait beaucoup trop pénible. Mon père et mon mari, c'est le jour et la nuit, l'un réglé comme du papier à musique, l'autre très libre de ses mouvements, peu regardant sur les horaires. Il faudrait faire deux services. Pour les repas, mon père a ses habitudes et n'aime pas la nouveauté. La soupe qui figure à beaucoup de ses repas, se résume à un brouet clair avec des tranches de pain. Ne parlons pas de ses centres d'intérêt qui sont tellement à l'opposé des nôtres. Même les émissions de télévision seraient source de discorde. L'homme n'est pas très tolérant.

Je n'arrête pas de retourner le problème dans ma tête. Malgré notre désir de le voir rentrer heureux, retrouver ses terres, ses animaux, nous ne pouvons nous empêcher de penser que c'est la galère, que bientôt nous ne pourrons plus quitter la maison tous les deux. Bien sûr, nous ferons pourtant face quoiqu'il arrive, mais notre vie sera fortement perturbée.

Adieu camping-car, voyages, vacances !

15

Dimanche 8 mars

Je suis seule ce dimanche-là, mon mari étant parti de bon matin et pour la journée entière. Rencontre des vanniers amateurs, j'aurais dû y être moi aussi !

Corvées du matin. Personne à qui parler. Vague à l'âme. Il faut pourtant y aller. Il fait un temps magnifique, les voitures sont rares sur le parking de l'hôpital. Beaucoup de gens sont en balade ; ils ont mieux à faire que venir voir les malades.

Début de visite dans une petite routine qui s'est installée.

— Bonjour, ça va ?

— Oui, ça va.

Linge propre dans le placard, linge sale à

remporter.

— Veux-tu une clémentine ?

— Oui, si tu veux, ça passe toujours ça.

Quelques potins pour la conversation. Est-ce qu'il m'entend ? Il fixe la pendule de temps en temps. Soudain, je m'aperçois que je parle toute seule : il dort.

Je prends un *Rustica* tout en le surveillant du coin de l'oeil.

— Toc-toc.

Une infirmière arrive. Température, tension, questions...

— Vous êtes où là, monsieur Alix ?

— Vous êtes où, répète-t-il en souriant. Oh ! Vous avez une belle machine (il semble subjugué par l'ordi sur roulettes).

— On est où là, monsieur Alix ?

— Et puis, y a un grand fil.

La situation est comique, ce pourrait être un sketch mais l'infirmière n'en démord pas.

— On est à l'hô..., à l'hô...

— pi-tal, termine mon père en articulant comme un

élève de CP.

— Et il est où cet hôpital ?

Pas de réponse.

— Qui est cette dame qui est venue vous voir aujourd'hui ? dit-elle en me désignant. Et là, la réponse qui tue :

— Oh, oh ! c'était ma femme, c'est toujours ma femme d'abord.

L'infirmière me consulte du regard. Je nie de la tête et répond en chuchotant :

— Non, je suis sa fille, sa fille unique.

*

Sourire quand même, attendre le repas du soir, encourager, le laisser mastiquer — c'est tellement long. Partir enfin, en lui disant que demain, c'est le grand jour : deuxième radio. On saura quel traitement lui donner et il pourra bientôt rentrer.

— Ah oui ! dans combien de mois ?

J'ai envie de fuir, je m'efforce de marcher lentement dans ces grands couloirs qui n'en finissent pas. Dans la voiture, je reste prostrée pendant un long moment, la tête en feu. Je suis fatiguée, j'en ai marre.

C'est fini ! Même s'il s'en remet, il n'en ressortira jamais indemne. Seulement neuf jours qu'il est arrivé ici et quelle dégringolade !

S'il ne me reconnaît pas, moi sa fille, il ne reconnaît donc personne. Le soir est tombé, je démarre.

Comme c'est angoissant de voir son père dans cet état, de réaliser qu'il n'est plus que l'ombre de lui-même. Ce même soir, je continue à prendre des notes pour ne pas oublier, pour conserver la chronologie et voir l'évolution de la maladie.

Lundi 9 mars

J'arrive plus tard et essaie de repérer du personnel qui va me renseigner sur les résultats de l'IRM.

— Rien ce soir, madame, il faut attendre demain.

Dans la chambre, je m'enquiers :

— Alors, ça c'est bien passé ?

— Oui. Y avait du monde ! Et c'était loin, loin.

— C'était bien à Nantes ?

— Ah ! Dame non, ils nous ont emmenés par en bas,

on en a mis du temps... ah, je n' sais plus comment ça s'appelle.

Je n'insiste pas. Sur sa table de chevet, un papier essuie-tout en bouchon attire mon attention. Il n'a pas l'air très propre. Voulant le mettre à la poubelle, je le trouve bien lourd : son dentier ! Ils le lui ont enlevé pour l'IRM et ne lui ont pas remis. Heureusement que je suis passée par là !

Une infirmière arrive. Température, tension... J'en profite pour lui faire préciser le lieu de l'IRM : c'était bien à l'endroit prévu. Mon père comprend que c'est son lieu d'habitation :

— C'est long comme trajet tous les jours, pour venir travailler !

La femme ne relève pas et change de sujet :

— Il ne mange pas beaucoup ce monsieur, il en faut du temps. Il faut manger, sinon vous n'aurez plus de force.

— On dit bien, on dit bien, faut pouvoir.

L'aide-soignant qui apporte le dîner, me dit :

— Vous restez encore un peu ? Tant mieux. Si vous pouviez l'inciter à manger... Ce midi, comme il partait, il a eu son repas bien plus tôt mais il n'avait quasiment rien avalé. Demain, nous lui donnerons de la viande hachée.

L'infirmière nous a dit que le repas de ce soir n'était pas très bon. Je lui coupe une quenelle en morceaux car je le sens maladroit. Il mastique de façon laborieuse, ça roule, ça roule mais il n'avale pas. Il prend une cuillère de soupe pour faire passer. Le dessert, seul, semble l'intéresser et il lorgne sans arrêt la compote.

— Ce n'est pas bon ?

— Si, si, pourquoi dire tout le temps que c'est mauvais ?

— Mais ça ne passe pas.

— Comment veux-tu que j'arrive à manger, ils m'apportent tout d'un coup.

*

Il mange dans son lit relevé (jour de pénitence) et quand il bouge, on entend des bruits métalliques. Soudain, il me dit tout bas :

— Regarde donc derrière ce qu'ils fabriquent, ils viennent toujours par là. Ils me brassent tout et je n'retrouve rien.

Je m'exécute de bonne grâce, passe la main, fait le

tour du lit, remue un montant pour qu'il entende le bruit.

— Il n'y a personne et de toute façon, il n'y a pas de porte.

— C'est bizarre, j'les entends.

Rester calme, ne pas le contrarier, continuer comme si de rien n'était... C'est trop difficile de le voir dans cet état ! Quel calvaire !

« Ah maman si i, ah maman si

Maman si tu voyais ma vie[1] *»*

et l'avenir n'est pas tout *gris*, mais tout noir.

Mardi 10 mars

Jour du bilan, j'espère. Dans le couloir, j'aperçois mon interne favori.

— Bonjour madame. Oui, nous avons les résultats : il n'y a pas trace d'AVC à l'IRM.

« Ouf ! »... « Merde ! » L'espace de quelques

1   *- Chanson de France Gall*

secondes, des sentiments contradictoires m'envahissent.

— Mais… (ah ! il y a un *mais)* sont apparues certaines anomalies. Je ne peux pas vous en dire plus.

— Ce qui veut dire ?

— Il va être transféré à Nantes dès que possible, pour examens complémentaires.

— A quel endroit ?

— Au CHU, en neurologie. Je vous tiens au courant.

Je m'éloigne pour retrouver mon père « ça ne finira donc jamais ? ils vont le laisser mourir avant de commencer à le soigner ». Dans la chambre, une odeur aigre et douceâtre à la fois m'accueille, odeur que je n'avais pas remarquée avant et que n'arrive pas à masquer le parfum des jacinthes offertes par Violaine. Il remue beaucoup dans son lit, les jambes surtout. Il m'avoue :

— J'ai une de ces envies…

— Attends, il faut appeler.

L'aide-soignante arrive, je sors dans le couloir. Par la porte entrouverte, j'entends parler de bassin.

— … peux pas, pas l'habitude…

— Attendez, on va aller aux toilettes, j'appelle ma collègue.

Les filles l'installent et repartent.

— Madame, vous pouvez retourner dans la chambre.

Je n'entends rien à côté et au bout de cinq bonnes minutes, j'entrouvre la porte des toilettes. Il n'a pas bougé comme un petit garçon presque en faute, et il triture dans ses mains une grosse couche. C'est donc ça, il est devenu incontinent.

Je lui explique, peu après, que les examens vont se poursuivre, qu'il va devoir aller au CHU pour quelques jours. Il ne répond pas.

— Il faut bien trouver ce que tu as, tu ne pourrais pas rentrer chez toi, comme ça.

Long silence, puis endormissement, réveil...

— Il est temps que je parte, il est déjà tard.

— Tu vois bien le temps qu'il te faut pour rentrer. C'est loin ?

Désormais, il faudra s'y faire, aux propos surréalistes. Comme chaque fois, je le quitte avec tristesse et impuissance. Il paraît tout petit dans son lit, si seul. Ce n'est pas un taiseux dans la vie courante, il peut même se montrer très bavard mais quand je suis là, il ne dit presque rien, ne me regarde pas. Je n'ai pas le courage de lui demander s'il me reconnaît.

Mercredi 11 mars

Dans le couloir, l'interne me salue.

— Quand mon père doit-il partir au CHU ?

— Dès qu'une chambre sera libre en neurologie, je vous préviendrai.

— Je le vois beaucoup baisser depuis une semaine, qu'en pensez-vous ?

— Effectivement, nous avons remarqué, nous aussi. Il est de plus en plus confus, ne mange presque pas, problème d'incontinence...

— Vous m'avez parlé d'anomalies au cerveau, que voulez-vous dire exactement ?

— Nous avons plusieurs pistes, mais il nous faut confirmation.

J'insiste un peu. Embarrassé, il me répond :

— Je pourrais vous donner un nom très compliqué qui va vous inquiéter, mais non, il faut être sûr, cependant malheureusement, attendez-vous à quelque chose de grave.

Jeudi 12 mars

Coup de fil de l'hôpital.

— Votre père partira en début d'après-midi pour le CHU.

Ce jour-là, nous resterons donc à la maison.

16

Vendredi 13 mars

Tôt le matin, je téléphone au CHU. On me donne le numéro de la chambre puis on me balade de service en service, mais nous obtenons un rendez-vous pour l'après-midi-même avec un docteur. Il serait temps d'avoir enfin un diagnostic, deux semaines d'hôpital déjà et toujours rien.

Pendant le trajet, l'anxiété nous ronge.

— Que va-t-on nous dire ?

— S'il avait une tumeur, on le saurait déjà.

— Alzheimer ? Il n'en a pas été question.

— Qu'est-ce qui peut être si grave ?

Là-bas, c'est l'usine, avec une spécialité à chaque

étage. Dehors, une pancarte fléchée m'interpelle « Chambres funéraires ». Nous montons à l'étage neurologie et nous adressons au bureau des infirmières.

— Le docteur n'est pas encore disponible. Vous pouvez l'attendre dans la chambre.

Nous retrouvons mon père assis dans un fauteuil près de la fenêtre. Il est habillé normalement, avec le pull que je lui ai confectionné pour Noël, il a même ses bottines. C'est drôle, car depuis quinze jours nous avions l'habitude de le voir en pyjama. « Ici, on habille les patients tous les matins », m'a-t-on dit au téléphone, j'ai donc apporté d'autres vêtements.

Comme il a maigri ! Je le remarque surtout à son col de chemise. Et comme il a l'air perdu ! Il ne doit rien comprendre à tout ça.

Pour animer, nous commentons la vue dégagée devant la fenêtre. Peu d'intérêt... Nous lui montrons le Zénith où nous l'avons emmené deux fois : il ne le remarque pas.

Roberto Alagna... Hollyday on ice... ?

— Ah !

Les clémentines ont toujours du succès.

Le docteur arrive enfin avec une demi-heure de retard. C'est une femme, elle est bien jeune, une interne sans doute.

A ma demande, nous ferons l'entretien dans une autre pièce. Pour un peu, nous aurions discuté devant mon père. Couloir immense et une salle libre tout au bout.

— Installez-vous, asseyez-vous, là où vous voulez. Sous-entendu : assieds-toi bien, ma fille, tu vas en avoir besoin. C'est ce qui me vient à l'esprit, à ce moment.

Son visage est grave, je sens qu'elle a des difficultés pour commencer.

— Que vous a-t-on dit, exactement ? Que savez-vous ?

— Qu'il n'y avait pas trace d'AVC, mais que l'IRM avait révélé des anomalies au niveau du cerveau et qu'il fallait s'attendre à quelque chose de grave.

— Humm, c'est bien ça… (toussotement) En fait, je peux vous informer que nous suspectons à 95 voire 98 % que votre père souffre d'une encéphalite spongiforme. C'est la maladie de Creutzfeldt-Jakob et bla… bla… bla…

Je n'entends pas la suite car ce nom bizarre m'interpelle et je mets quelques secondes à réagir.

— C'est en rapport avec *La vache folle* ?

— Tout à fait.

S'en suivent des explications sur les différentes variantes, mais j'ai du mal à tout capter. Je retiens que pour mon père, il s'agirait de la forme classique dite *sporadique*. Un pion parmi des milliers. Rien à voir avec son mode de vie. Je me concentre quand elle m'informe que c'est une maladie très rare, donc méconnue et malheureusement... incurable. Ai-je bien entendu ? Coup de couteau en plein cœur !

— Combien de temps ?

— Quelques semaines, quelques mois, on ne sait pas.

— Comment cela va-t-il évoluer ?

— Il va perdre peu à peu ses fonctions vitales.

— Il est déjà beaucoup diminué.

— Ses membres ne vont plus lui obéir, il aura des mouvements incontrôlés, il perdra la parole...

— Va-t-il souffrir ?

— Non, d'après ce que nous en savons, cette maladie ne fait pas souffrir.

— Va-t-il aller vers la démence ?

— On n'emploie pas ce terme mais bla...bla... bla...

Démence, folie ou autre, je me fiche du mot qui convient, mais je pense que nous y courons et j'entrevois déjà des images horribles.

— Pensez-vous qu'un choc psychologique puisse être le déclencheur de cette maladie ?

— Non, il n'a rien été démontré en ce sens.

— Il va rester ici désormais ?

— Non, nous allons le garder quelques jours pour différents examens. Il a déjà subi un encéphalogramme, là nous allons lui faire une ponction lombaire et il nous faudra une prise de sang pour la recherche génétique. Pour l'instant, malgré de fortes présomptions, nous en sommes à la recherche. Le diagnostic exact sera donné par un prélèvement du cerveau post-mortem et là, il faudra attendre au moins six mois pour avoir le résultat.

« A quoi ça sert tout ça, puisque de toute façon il est condamné, foutu ! »

Lorsque je retourne vers la chambre, je suis sous le choc. J'ai les jambes en coton, le sang qui bat à mes tempes. Je ne sais qu'une chose « il va mourir, il va mourir ».

Mon mari dans le couloir, l'air interrogateur, me dit :

— Il y a trois infirmières, qui lui font une ponction lombaire. Alors ? C'était long, dis-donc !

Je lui chuchote :

— Creutzfeldt-Jakob.

Il me fixe sans comprendre.

— Vache folle.

Il me regarde effaré. Tout est dit. Nous aurons le temps d'en reparler.

Le travail fini, on nous fait réintégrer la chambre. Il est étendu sur le dos, toujours dans ses vêtements de ville.

— Il ne doit pas bouger pendant deux heures et garder cette position.

Une aide-soignante vient brancher une pipette pour l'hydrater car il doit boire ; ça ne marche pas bien et il se prend une giclée sur la figure. Il ne parle pas, gémit, n'arrive pas à s'endormir mais semble complètement ailleurs.

Je ne le regarde déjà plus comme avant, je sais que le compte à rebours est en place et qu'il va s'accélérer beaucoup plus vite que prévu. Je me mords les lèvres pour ne pas pleurer et essaie de parler sans trembler.

Je me sens très mal et propose que nous partions. Il faut que je digère tout ça, dans un autre lieu. De toute façon, il dort maintenant.

Nous prévenons de notre départ afin que l'on vienne le surveiller. Au fond du couloir, je revois la fameuse salle d'entretien, la porte est ouverte. Non, je n'ai pas rêvé.

Pour sortir du service, il y a un code : « Tapez l'année précédente à l'envers ». C'est vrai, qu'on est dans le quartier des malades du cerveau, des fous, il ne faudrait pas qu'ils se sauvent.

Le soir, la boule au ventre, nous nous précipitons sur internet pour glaner le plus possible d'informations sur cette maladie. Hélas ! le verdict est sans appel !

Dimanche 15 mars

Nous avons rendez-vous avec notre fils et sa famille à l'hôpital.

Le papy est dans son fauteuil. Il semble avoir récupéré.

— Alors, ils t'ont fait des misères ?

— Non, ma foi, ça va.

— Veux-tu une clémentine ?

— Si tu veux.

Il l'épluche tout seul mais maladroitement, laissant des fragments de peau blanche. Plus tard, nous sortons les *Rustica.* Je feuillette mon numéro tout en l'observant discrètement : il est toujours à la même page depuis dix minutes. Parfois, il regarde le mur en face, fronce les sourcils. De son index, il essaie de tourner les pages mais ça ne marche pas, alors il souffle dessus pour les décoller.

De temps en temps, il bouge un bras de façon saccadée. S'en rend-il compte ? Il met son autre main dessus comme pour la bloquer.

Un peu plus tard, nous descendons garder les enfants pour que notre belle-fille puisse monter.

Au retour, je lui dis en parlant de mon fils et de sa femme :

— Alors, ils sont gentils avec toi ces gens-là ? Ils ne t'embêtent pas trop ? Tu les reconnais ? (Voilà que je lui parle comme à un enfant...)

— Oui, oui...

Je sors l'album photo et cherche les petits enfants.

— Tu vois, ce sont les parents de ces deux-là.

— Ah, oui ! Les deux bigorneaux.

Mardi 17 mars

Coup de fil du CHU.

— Pouvez-vous passer pour une signature ?

Font suer ! Deux heures de route pour signer un papier ! Nous les faisons patienter jusqu'au lendemain.

Mercredi 18 mars

Une infirmière me demande une signature pour la recherche génétique. Un peu anxieuse, je lis attentivement les papiers avant de signer.

— Vous aurez les résultats dans quelques semaines.

Je ne peux m'empêcher de penser que je n'ai pas vraiment envie de connaître le verdict. Si c'était positif, comment vivre après, avec une épée de Damoclès au-dessus de la tête ?

— Quand va-t-on le renvoyer sur Ancenis ?

— Cet après-midi. On vient de me téléphoner.

Dans la chambre, mon père est égal à lui-même. Nous lui annonçons qu'il revient cet après-midi, que ce sera beaucoup mieux, que les examens sont terminés mais qu'il faut attendre les résultats.

— Ah !

Pas une fois, il n'a demandé ce qu'il avait. Peut-être ne veut-il pas le savoir surtout s'il pressent que c'est grave. Pour lui, le pire ce serait d'avoir un cancer, « cette saloperie ». Nous ne lui dirons rien, ça ne pourrait que faire empirer son état. De toute façon, je ne vois pas comment on peut annoncer à quelqu'un :

— Voilà, vous avez attrapé un sale truc. Il n'y a pas de remède, c'est incurable. Il vous reste deux ou trois semaines à vivre.

Jusque là, nous avons essayé de parler avec optimisme, maintenant il faudra composer au moment présent.

Nous faisons un peu de conversation à sens unique et nous le laissons pour son repas.

Il faut informer la famille qui questionne sans arrêt,

pense que peut-être on lui cache quelque chose. Nous avons enfin la réponse et ce n'est pas beau.

— C'est *une encéphalite spongiforme sporadique* autrement dit *la maladie de Creutzfeldt-Jakob.*

— ....

— C'est une dégénérescence du cerveau, un peu comme un cancer qui multiplie les cellules mais à la différence d'un cancer qui enfle et grossit, là, le cerveau atteint se rétrécit, devient poreux, forme des trous comme une éponge d'où son nom : *encéphalite spongiforme.*

Certains n'ont jamais entendu parler de cette maladie plutôt connue pour avoir affecté les bovins. Il faut épeler le nom, plusieurs l'écriront pour ne pas l'oublier.

— Comment a t-il attrapé ça ? Il a été contaminé par la viande ? Ou par ses animaux ? Faut dire qu'il mangeait beaucoup de viande et pas assez cuite, je trouve.

— Non, rien de tout ça. *Sporadique* car c'est un cas isolé parmi des milliers d'individus et qui touche surtout les personnes âgées et de façon aléatoire. A peine une centaine de cas en France par an.

— Seulement ? ... Ah ! Quand même.

17

Jeudi 19 mars

Les visites reprennent à Ancenis. Nouvel endroit : rez-de-chaussée, gériatrie, le quartier des vieux. La plupart des portes de chambre sont entrouvertes et au passage, on aperçoit des personnes âgées plus ou moins grabataires. Parfois, on entend des toux glaireuses, des cris, des lamentations.

Certains, les plus agiles, se promènent en pyjama dans le couloir. A petits pas, en tenant la main courante. Ils guettent un sourire, un peu d'attention.

L'endroit pue la désolation.

C'est la quatrième chambre différente. Il nous dit :

— C'est une belle maison.

La pendule est en face sur le mur. Il y a même un

tableau avec la date du jour écrite à la main. Un poste de télé qui restera inutilisé. C'est une grande chambre prévue pour deux lits. Il fixe la pendule assez souvent. Il essaie de lire la date affichée au mur en déchiffrant difficilement et s'arrête à « mars ».

Sur la table, non pas une serviette pour manger, mais une espèce de grand bavoir en éponge qui s'attache autour du cou ; on a prévu les dégâts ! A portée de main, un urinal. Tout ça me semble triste, me file le bourdon.

Là aussi, il y a un code sur la porte du couloir pour pouvoir sortir : ça donne un certain malaise. Ils sont en cage et n'en sortiront pour certains que les pieds devant.

Semaine du 22 au 29 mars

C'est la descente aux enfers. Son séjour à Nantes semble l'avoir complètement déstabilisé et amoindri ou tout simplement est-ce la maladie qui s'intensifie. Les gestes deviennent difficiles ou alors totalement incontrôlés.

— C'est sa pathologie qui veut ça, nous dit l'aide-soignante.

Parfois, il nous fixe, les yeux exorbités (ses yeux bleu clair sont impressionnants) mais il est ailleurs, dans son monde. Il y a des hauts et des bas, surtout des bas. Il ne dit pratiquement plus rien, a du mal à s'exprimer. Un après-midi cependant, il nous fera sourire par deux fois malgré lui.

— Alors as-tu eu des visites depuis hier ?

— Personne, pas un chat, je n'sais pas c'que c'est que ce bordel !

Plus tard, alors qu'il est allongé et dort, soudain il ouvre les yeux en fixant le plafond et menace :

— C'est pas bientôt fini tout ce boucan, là-d'dans. Bande de cons !

Dimanche 22 mars

Ce jour-là, il est consigné dans son lit. Lorsque nous arrivons, nous claironnons « Bonjour ».

Il répond encore « Bonjour ».

Nous apprenons qu'il est tombé deux fois dans sa chambre, dont une fois depuis le fauteuil. « Il s'est bien *gamellé* », dira l'aide-soignante. Il ne se rappelle de rien évidemment.

Sur la table, dans une coupelle, je vois ce qui ressemble à un reste de compote. Je lui suggère de manger mais il fait un geste de répulsion. J'apprends ensuite que c'est de l'eau gélifiée.

Les filles l'aident à manger, car il n'arrive plus à synchroniser ses gestes. Nous le voyons diminuer de jour en jour.

Mardi 24 mars

Le mardi, il est allongé, endormi, très agité. L'infirmière m'informe qu'il a fait de la rétention d'urine, qu'hier, on lui a posé une sonde (difficilement d'ailleurs) et qu'il a trouvé le moyen de l'arracher, qu'il s'est fait saigner. Aujourd'hui, il est emmailloté comme un bébé afin de ne pas se faire mal.

A partir de ce jour, il sursaute, panique quand on s'approche du lit, semble vouloir se protéger.

L'après-midi, nous avons rendez-vous avec l'assistante sociale de l'hôpital pour constituer un dossier *long séjour.* Je m'étonne :

— Dans son état, il va encore changer de lieu ?

— Nous ne pouvons le garder ici et en réunion de concertation il a été décidé de le transférer en long séjour. C'est ici, à côté de la maison de retraite. Il sera très bien, vous verrez.

Je ne sais pas s'il sera bien dans ce mouroir, mais je n'ai aucune envie qu'on l'emmène ailleurs.

— Nous avons l'habitude de travailler dans le projet, de faire comme si... quoiqu'il arrive.

Au moins une heure de bla bla que j'ai peine à suivre d'autant plus que je suis contrariée.

— Vous rapporterez le dossier pour la fin de la semaine, le docteur aura rempli la partie qui le concerne. Prenez rendez-vous avec la banque pour voir les financements possibles.

Le soir, nous arrêtons une infirmière.

— Il semble très agité, il n'a pas de calmants ?

— Là, il est beaucoup plus calme que ce matin (Ah ?) mais je vais voir, j'arrive.

Les pauvres, elles sont débordées entre leur ronde, les appels qui clignotent, les familles qui essaient de glaner des renseignements. Je regrette quand même mon petit interne de l'étage.

Mercredi 25 mars

Cette fois, il a carrément une bosse sur le front. Il est encore tombé de son fauteuil. Combien de temps est-il resté par terre ? Il pourrait se retrouver en plus avec une fracture.

— Vous ne l'attachez pas dans son fauteuil ?

Le lendemain, nous verrons une ceinture rembourrée sur le dossier, mais ce qui nous inquiète maintenant, c'est le lit. Un seul des côtés est relevé et comme il s'agite de plus en plus, il pourrait tomber sur le sol.

— Théoriquement, on ne met jamais les deux côtés du lit car si le patient tombe, c'est encore de plus haut. De toute façon, c'est le docteur qui décide.

Dans les jours qui suivent, le lit a les deux côtés relevés, comme quoi il suffisait de demander ! Ça devenait urgent, car parfois il s'accroche des deux mains et secoue les tubes de toutes ses forces. Scènes vraiment éprouvantes...

Qu'allons-nous devoir subir dans les jours suivants ?

Le jeudi, dernière clémentine, même si nous ne savons pas encore qu'il ne pourra plus en absorber. Il n'en mange que la moitié, il a fallu lui éplucher. Ses gestes sont maladroits, il ne vise pas toujours la bouche mais il a l'air plus en forme aujourd'hui.

La fin de la semaine est très difficile. Son état devient grabataire, il respire très fort, gémit ou simplement essaie de parler dans son délire. Le plus souvent, il dort. On nous répète qu'il ne souffre pas.

A cette période, je commence à me sentir très mal à chaque visite et je ne veux plus y aller seule : j'ai peur.

Je deviens aussi carrément hypocondriaque : une rougeur sur un sein qui ne part pas, l'estomac qui semble plein et me donne des douleurs, mal au crâne du côté droit et j'en passe.

Vendredi 27 mars

Quatre semaines qu'il est parti de chez lui et sans espoir de retour. Quelle déchéance en si peu de temps !

Aujourd'hui, le docteur a demandé à me voir. Il ne peut rien m'annoncer de bon désormais à moins d'un remède miracle découvert depuis hier. Il ne m'apprend pas grand chose de plus sinon que l'état de mon père s'aggrave, qu'il a maintenant des problèmes de déglutition.

— Il suçote un yaourt ou une compote et on lui donne de l'eau gélifiée.

— Donc, il n'absorbe presque plus rien ?

— Non et dans son cas, il ne sera ni nourri, ni hydraté artificiellement.

J'écoute, j'emmagasine.

— Pensez-vous qu'il nous reconnaît ?

— Difficile à dire. Il vous voit certainement dans un brouillard, il n'entend pas tout et son cerveau ne lui permet plus de comprendre ce que vous lui dites.

— Et pour le dossier *long séjour* ?

— Laissez tomber, ce n'est pas la peine de le remplir.

De toute façon, je n'y avais plus pensé et ne l'avais pas rapporté mais ça veut dire que le décompte est bien entamé.

Le docteur m'incite à poser des questions, mais je vois bien qu'il est démuni comme les autres, face à cette pathologie.

— Vous pensez vraiment qu'il ne souffre pas ?

— Il peut bien sûr se faire mal en heurtant le lit, mais

en principe, cette maladie n'est pas douloureuse.

— Nous le voyons souvent passer les doigts sur son front, comme pour se gratter...

— Ce sont des gestes réflexes, mais comme vous le constatez, il ne contrôle plus ses mouvements.

— J'en reviens au déclenchement de la maladie : un choc psychologique important peut-il en être responsable ?

— A ma connaissance, non, ça n'a jamais été prouvé.

— Combien de cas avez-vous rencontré ici ?

— Je suis là depuis huit ans et c'est le deuxième cas.

Le soir, grosse discussion à la maison. J'ai été choquée par les paroles abruptes du médecin. Le fait de laisser quelqu'un mourir à petit feu, sans eau et sans nourriture, n'est-il pas pire que l'euthanasie ?

L'idée m'est insupportable. N'est-ce pas une euthanasie déguisée mais beaucoup moins énergique ? En tout cas, ce n'est pas une fin de vie dans la dignité, ce serait plutôt dans l'humiliation. Bien sûr, il ne réclame pas, il ne peut donner son avis. Bien sûr, il ne sert à rien de le prolonger alors que la mort est inéluctable mais pourquoi ne pas faire plus vite... La loi, je sais...

Mardi 31 mars

Rendez-vous avec sa banque. Impression de fouiner dans des lieux interdits. Projection sur l'avenir, frais de sépulture... Drôle d'effet tout de même d'anticiper sur les obsèques alors que la personne est toujours là...

Ce jour-là, sa sœur de Paris et l'une de ses filles sont venues spécialement en train pour le voir. Je ne les avais pas encouragées à faire le déplacement vu son état, mais pendant notre visite, il paraît mieux, sourit, se laisse entourer.

Mercredi 1er avril

Souci d'un autre ordre : notre petite chèvre noire est malade. Après plusieurs jours de traitement à l'argile, elle a toujours une grosse diarrhée. Nous obtenons un rendez-vous chez le vétérinaire avant midi. Elle a copieusement arrosé le coffre de la voiture, puis la table d'auscultation... Deux piqûres, un petit régime : 75 €... !

Nous repartons bien contents d'avoir traité le sujet aussi rapidement. Elle est mignonne, notre petite Prunelle. Nous avons mis du temps à l'apprivoiser mais maintenant elle se laisse caresser et mon mari la porte dans ses bras dans une niche pour l'isoler des autres. Elle semble prendre conscience que nous lui faisons du bien. Après le repas, je vais la voir. Je lui trouve un regard triste, elle penche un peu la tête comme si son cou était trop faible pour la porter.

Vers quinze heures, nous la trouverons morte ! Décidément, la poisse nous poursuit.

Jeudi 2 avril

Il dort de plus en plus, toujours très agité. Il articule « on-jou » à notre arrivée et « au-oi » lorsque nous partons, répétant ce que nous lui disons.

Une infirmière m'annonce qu'il fait des pauses respiratoires. Pour elle, ça veut sûrement dire quelque chose, nous pensons que ce n'est pas bon signe. Nous ne sommes pas habitués à tout ce vocabulaire.

Désormais, nous lui humectons les lèvres avec un gant de toilette et il semble apprécier. Plus de discussion possible, soit il dort, soit il ne réagit pas lorsque nous essayons de lui parler.

Samedi 4 avril

Notre fils nous accompagne. Dès l'entrée, nous avons un entretien avec une femme, docteur en soins palliatifs.

— Oui, les examens pratiqués à Nantes confirment la thèse de la MCJ, mais pour le résultat définitif, il faudra attendre dans les six mois après les prélèvements post-mortem. Pour ceux-ci, il devra rester au moins quarante-huit heures à Angers.

Je hoche la tête, que faire d'autre ?

— Il a fait une fausse route et a failli s'étouffer.

Elle m'informe encore une fois qu'il ne sera plus nourri, ni hydraté, or ça fait déjà huit jours que l'on m'a prévenue. Dur, dur !

Pendant notre visite, beaucoup d'agitation. Il a un énorme coussin sur le côté du lit, un peu comme un traversin. « C'est pour éviter les escarres », m'a-t-on dit.

Mon fils lui parle, conscient qu'il le voit peut-être pour la dernière fois. Nous ne savons pas s'il nous entend, il a les yeux fermés mais remue dans tous les sens.

C'est le 4 avril, jour de mon anniversaire. Nous le lui

disons : ses yeux sont exorbités. Il répète « cat cat cat », dernière parole qu'il me dira.

A un moment, il a tellement bougé que la couverture a glissé, que la poche urinaire pend dangereusement et que ses jambes sortent du drap, ses jambes si blanches et si maigres. Nous nous approchons tous les deux pour tout remettre en place mais là, il se soulève, me braque avec ses bras en criant, l'air menaçant. Mon cœur chavire. Sous l'effet de surprise, nous faisons un pas en arrière. Il a eu peur mais nous aussi : c'est trop éprouvant !

Nous continuons à lui parler comme si de rien n'était, il se calme, nous réussissons à remonter la couverture. Il se rendort et nous partons sur la pointe des pieds.

Dimanche 5 avril

Lorsque nous ouvrons la porte de la chambre, nous remarquons tout de suite un nouvel appareil avec un tuyau. Mon père dort et ne nous entend pas arriver. Je vais m'enquérir chez les infirmières.

— Il nous a fait une grosse crise d'angoisse ce midi, il criait, et même se cachait sous les draps, victime d'hallucinations. Nous lui avons administré un calmant, mieux vaut ne pas le réveiller.

— Il ne devait plus être nourri, ni hydraté, pourtant j'ai vu une carafe et un gobelet sur la table de nuit, il y a quelques jours.

— Nous attendions votre accord.

— Mais... mais on ne m'a jamais demandé mon avis, on m'a informée, c'est tout.

Bah... inutile de discuter, ce ne sont jamais les mêmes personnes et je renonce à comprendre.

Lundi, mardi, mercredi

Une visite chaque jour. Il ne se réveille pas, respire très fort, très vite, bouche ouverte. Est-ce cela le râle de l'agonie ? Il doit être sous sédation continue, je pense qu'il ne se réveillera plus.

Quand je m'occupe du linge, la porte du placard qui couine et le faisait sursauter, n'a plus aucun effet sur lui.

A chaque fois, je repars avec une certaine culpabilité de le laisser là, seul, sur son lit, attendant la mort. Mais combien de temps va durer ce calvaire ? Calvaire pour lui qui n'a plus conscience ou calvaire pour nous ? Je me pose souvent cette question : est-on triste pour la personne elle-même qui va mourir, qui ne profitera plus de la vie ou est-on triste pour nous-mêmes très égoïstement, en pensant à l'avenir et en subissant tous les tracas qui sont occasionnés par cette situation ?

Mercredi 8 avril

Le docteur m'a donné rendez-vous. Il me dit que son état se dégrade très vite, me reparle de ses pauses respiratoires.

— Combien de temps, Docteur ?

— C'est difficile à dire, quelques jours, voire une semaine.

La conversation se poursuit par l'après, l'autopsie du cerveau. C'est la troisième personne qui intervient et qui me redit pratiquement les mêmes choses.

— Il faut au moins quarante-huit heures, vous aurez du temps pour prévoir la sépulture.

— Dois-je signer une autorisation ?

— En principe, oui.

— Rentrera-t-il à la morgue de l'hôpital ?

— Non, il ira directement aux pompes funèbres. Il faut donc choisir dès maintenant l'organisme.

— Et pour les vêtements ? Qui va l'habiller ?

— Je vais me renseigner.

La discussion est calme, informative pour moi. Parlons-nous bien de mon père ?

Tout sentiment est exclu : c'est comme si on préparait une cérémonie, un départ en retraite. Il faut que tout soit réussi, soit en ordre.

18

Jeudi 9 avril

Nous sommes réveillés à 2H20 par le téléphone. Le temps d'émerger... nous savons déjà à quoi nous attendre.

— Allô ?

— Ici, l'hôpital d'Ancenis. Je dois vous informer que M. Alix est décédé. Il s'est éteint doucement dans son sommeil, nous l'avons découvert tout à l'heure.

— Le jour du décès est donc le 9 avril ?

— Oui, il respirait toujours pendant la ronde avant minuit.

Je ne peux m'empêcher de penser à *L'étranger* de Camus. « Aujourd'hui, maman est morte. Ou peut-être hier je ne sais pas... »

En effet, 23H50 ou 0H17, ça ne fait pas beaucoup de différence sur une vie et il faut bien donner une date officielle. Incapables de nous rendormir, nous descendons préparer une boisson chaude et discuter de tout et de rien.

*

Nous sommes convoqués à l'hôpital dans la matinée. Tout le processus des formalités va se mettre en route.

En arrivant, on nous demande d'aller le voir dans sa chambre et d'attendre le docteur.

— Il est bien, vous verrez.

Comme si un mort pouvait être bien ! J'ai toujours eu beaucoup de mal dans cette situation. Je me souviens encore d'une veillée funèbre chez un voisin où mes parents m'avaient entraînée quand j'avais une dizaine d'années. Traumatisée... J'avais mis beaucoup de jours à m'en remettre. Alors, mon père...

Je préférerais ne pas y aller, que l'on me dise : « Il est parti, c'est terminé. »

Nous le regardons quelques minutes en silence. Il porte son pyjama neuf.

Hier, il était au même endroit toujours vivant et

voilà c'est fini, il nous a quittés. Il y a quelques mois, nous le pensions éternel, solide comme un roc, « il va tous nous enterrer ». C'est comme un pied-de-nez à la vie, à nous.

« Allez, allez, il était temps de débarrasser le plancher, que faire d'un gars comme ça ? Quand c'est foutu, c'est foutu ! »

Nous nous affairons à regrouper ce qui lui appartient. Les filles ont bien fait leur travail : le placard est vide, les sacs sont sur la table.

Une infirmière arrive, nous entraîne dans un salon où il faut encore attendre. Je ne pense à rien, il faut agir, pas le temps d'être triste mais j'ai les joues brûlantes.

Quelques surprises :

— Le docteur ne va pas vous voir ce matin, il n'a rien de plus à vous dire.

— Je devais signer une autorisation...

— Attendez, je l'appelle... non, non, il n'y a rien à signer. M.Alix va partir vers 14 H et sera de retour ce soir.

— Ah bon ? On nous avait dit...

— Oui... mais là, le service des pompes funèbres doit

attendre sur place, ce ne sera pas long.

Ce qui change tout pour nous, pour l'enterrement. Bon, il faut s'adapter.

Aux pompes funèbres, la secrétaire remplit différents formulaires et nous informe que le corps sera visible demain matin, que la sépulture peut avoir lieu à partir de samedi après-midi. Nous optons pour le samedi, car autrement il faudrait attendre deux jours de plus. Cette nuit, j'ai rédigé un brouillon d'avis d'obsèques pour les journaux.

Ils se chargent de prévenir la presse, différents organismes, la mairie, la banque... La fille connaît bien son métier. Elle nous entraîne dans une salle attenante pour choisir le cercueil et la garniture, nous laisse quelques instants de réflexion et revient pour la commande. Il est presque midi, heure de la fermeture, le temps presse.

— Allez-vous mettre une croix sur le cercueil ?

L'idée nous déplaît, nous choisissons une rose en laiton.

— Avez-vous des porteurs ?

— Non (tu crois qu'on a eu le temps d'y penser).

— Nous avons les nôtres.

La note s'allonge petit à petit. Finalement, c'est très rentable les pompes funèbres pour celui qui veut gagner sa vie confortablement. Enfin, il faut aimer !

— Vous apporterez les habits cet après-midi s'il vous plaît, afin que nous puissions le préparer.

Heureusement, j'avais déjà réfléchi : il portera la belle chemise achetée pour ses quatre-vingt-cinq ans et le pantalon qui va avec. Il s'avérera que lesdits vêtements ont pris une sale odeur de renfermé dans son placard même s'ils sont propres. Je les relaverai en catastrophe et les passerai au sèche-cheveux.

Il nous reste deux jours pour tout prévoir : prévenir la famille, les voisins, les amis, commander les fleurs, organiser la sépulture, nettoyer sa petite maison en vue de la réception où nous accueillerons les gens après le cimetière.

*

Nous ferons une cérémonie religieuse car même s'il n'en a jamais parlé, c'est ce qu'il aurait souhaité. Il n'est pas pratiquant mais « c'est comme ça d'habitude ». Sa place l'attend dans le caveau familial au-dessus de ma mère inhumée voilà trente-deux ans. Il y a pénurie de curés dans nos campagnes, ce sont donc deux civils qui officieront : un homme et une femme.

Ils viennent nous retrouver au funérarium dans le hall d'entrée et nous passons deux heures à tout planifier : choix des prières, cantiques et musiques.

Assis à une petite table, nous voyons défiler des visages pour la plupart connus. Certains viennent nous saluer au retour de la chambre mortuaire.

— Il est beau, hein ? Bien « arrangé ».

C'est vrai qu'il a été bien préparé, maquillé, la moustache soigneusement peignée mais qui n'a jamais été taillée et lui qui portait une demi-moustache, se retrouve avec une paire de bacchantes beaucoup plus épaisses, les poils ayant poussé. Mon mari trouve qu'il ressemble à Omar Sharif.

Pour ma part, je perçois mieux toute sa maigreur, car il flotte littéralement dans sa chemise. Sa tête semble avoir rétréci et sous le drap, on devine un corps tout mince. Il est exposé sur un brancard, comme dans un lit. Le cercueil va arriver au dernier moment peut-être.

La mère de mon mari a fait le déplacement avec sa sœur. En passant, elle nous glisse :

— La prochaine fois, ce sera moi.

Samedi 11 avril

La matinée passe très vite avec les travaux habituels. Mon mari rédige un texte qu'il lira à l'église : sorte de résumé de sa vie et de sa maladie. Il reproduit une photo de mon père avec son chien, photo qui ira sur le cercueil. Elle est vraiment belle cette photo prise par ma cousine Josiane, il y a peu de temps ! Lui, souriant, le buste de face, appuyé sur une rambarde avec la grosse tête de la chienne en avant-plan qui le regarde avec amour. Quelques problèmes d'impression et des ratés comme toujours quand on se dépêche !

En fin de matinée, nous accueillons la petite famille de notre fils. Ma belle-fille m'aide à organiser la réception au retour du cimetière et nous disposons les verres et les paquets de biscuits sur la table. La chienne ne comprend pas pourquoi elle doit rester dehors et pousse de petits gémissements.

Pendant ce temps, les hommes finissent d'enregistrer les musiques. Il faut encore aller chercher Josiane à la gare et nous serons prêts pour le repas.

A peine le café avalé, nous filons au funérarium pour la mise en bière. La belle garniture, choisie avec soin, n'aura pas été vue par grand monde car tout juste arrivé dans la matinée, le cercueil est en passe d'être fermé.

On nous fait entrer pour le dernier adieu. Les petits enfants sont difficiles à maîtriser car ils veulent voir, voir ce qui se cache derrière cette porte. L'aîné dira avec sa logique d'enfant :

— C'est pas juste qu'il soit mort en premier, ç'aurait dû être Mamyvonne car elle est plus vieille.

Certaines personnes embrassent le mort, d'autres l'effleurent de la main. Pour ma part, je suis incapable de l'approcher, j'ai l'impression que je vais tomber. J'aurais dû glisser ma main dans celle de mon mari, il m'aurait portée en quelque sorte mais je reste figée. « Excuse-moi, mais je suis là, je te vois et je n'ai pas fini de penser à toi. »

Puis on nous fait sortir pour la fermeture du cercueil.

*

Ce fut une belle cérémonie selon les avis de la famille.

La petite église a frémi sous les notes de l'Ave Maria et de l'Alleluia . Les cloches ont carillonné tout le long du chemin et ont accompagné le cortège jusqu'au cimetière. Les cloches, c'est important à la campagne, tantôt joyeuses, tantôt tristes, on les entend de loin.

C'est émouvant. Tout cela peut faire penser à du folklore évidemment. Pour ma part, je le prends comme un rite funéraire qui ne me choque pas.

Mon père repose désormais dans le cimetière de la commune avec ma mère, sa femme, la seule qui ait vraiment compté.

Il n'aura pas eu le temps d'attendre le 21 avril et de fêter son quatre-vingt-sixième anniversaire.

Il n'aura pas eu le temps de voir les lilas refleurir ni de respirer le parfum de la glycine près de sa maison.

Lui qui aimait tant le printemps !

« Tu parles que les jours rallongent ! Y fait bon, point trop chaud… »

Deux mois de « misères », dont quarante jours d'hôpital et puis plus rien. Long et brutal à la fois. Une déchéance physique très rapide avec des images ineffaçables pour les proches.

Et nous n'avons rien vu venir, avons espéré jusqu'au diagnostic. Cela peut paraître naïf, mais quand on n'a pas connu pareille situation (et heureusement ce n'est pas fréquent) on ne peut imaginer.

Six mois plus tard, nous recevrons la confirmation

de la maladie de Creutzeldt-Jakob sous sa forme classique.

« Ç'a été vite réglé, aurait-il dit, je n'vous aurai pas fait beaucoup d'poussière. »

Comme disait un ami : « Tant que les parents sont là, ça va, mais quand ils sont partis, c'est nous les vieux, en haut de l'échelle et théoriquement les prochains sur la liste. » Pas facile à assumer !

19

Mon père n'est plus là.

Nous nous retrouvons seuls dans un village qui semble déserté. Je m'attends toujours à voir ses cheveux blancs longer le mur du jardin ou à entendre son pas monter les marches, sa voix demander : « Y a quelqu'un ? »

Mon père n'est plus là... et pourtant, tout l'environnement est imprégné par lui, ses outils, ses bricolages de guingois, son vieux ciré accroché à la porte de la laiterie, le fourbi qui encombre les dépendances. Chaque jour, nous pénétrons dans les divers bâtiments pour nourrir les animaux et nous nous servons de ses objets.

C'est nous qui nous sommes incrustés sur ses terres, dans sa maison, et tout nous parle de lui.

J'ai finalement retrouvé son précieux couteau : il est passé à la machine à laver, au fond de la poche du pantalon qu'il portait à son arrivée à l'hôpital. Sa montre a d'ailleurs suivi le même chemin.

Juste après l'enterrement, nous avons entendu parler de l'arrivée du bouilleur de cru et pour la première fois de notre vie et sans doute la dernière, nous sommes allés faire *la goutte* en souvenir de lui et par respect pour son acharnement au ramassage des fruits.

Les terres aux alentours qui lui appartenaient sont louées depuis longtemps à des fermiers voisins. Les terres à blé sont toujours réservées aux cultures de céréales mais dans l'herbe grasse près de la vallée où paissaient les vaches, ce sont des chevaux de course qui gambadent. Il reste cependant une grande superficie à entretenir et il faudra du temps pour tout planifier.

Les choux et les poireaux commencent à monter en fleur. L'herbe envahit les sentiers. La vigne n'a pas été taillée, nous allons sans doute l'arracher car nous n'avons pas l'intention de terminer notre vie reconvertis en fermiers. Il va falloir aussi trouver des solutions pour la basse-cour. La 207 a été remisée à l'arrière des bâtiments à côté du pressoir. Le pressoir, tiens justement, une belle pièce ! et les barriques et les vestiges de l'ancienne trayeuse et le vieux tracteur et tous ses outils. Quel gâchis !

Je l'entends d'ici :

« Fichez-moi tout ça en l'air, à quoi bon garder toutes ces vieilles saloperies ? »

Quand une vie s'éteint, il faudrait que tout disparaisse avec elle. Comment faire le tri ? Autrefois les gitans brûlaient la roulotte du défunt avec tout ce qui lui avait appartenu, j'aime cette idée : c'est son histoire, elle lui appartient et elle est terminée avec lui.

*

Bouba est étalée sur le carrelage de notre vivoir : repue, elle dort et ronfle. Elle n'a pas eu loin pour changer de maison.

Nous pensons qu'elle est « bien » et l'empressement qu'elle montre à nous suivre, la fête à laquelle nous avons droit chaque matin, sont autant de preuves d'attachement à son nouveau foyer.

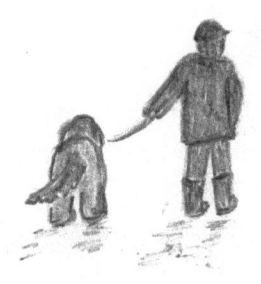

Décembre 2019

J'ai écrit ce récit d'une traite pendant l'été qui a suivi sa mort, l'abordant comme une thérapie et repassant par toutes les émotions que nous avions connues, puis je l'ai laissé en attente, me disant qu'un jour peut-être j'aurais le courage de le publier, qu'il intéresserait quelques personnes qui pourraient se retrouver parmi nos espoirs, nos doutes, notre désarroi.

C'est avant tout un témoignage, approchant au plus près la vérité et puis un dernier hommage à mon père.

J'aimerais aussi alerter l'opinion publique sur cette terrible affection qu'est la maladie de Creutzfeldt-Jakob qui n'est pas très connue et qui reste encore inexpliquée sous sa forme sporadique.

Espérons que la médecine accomplisse de gros progrès en ce domaine même si le nombre des malades est très restreint (moins d'une centaine de personnes en France chaque année).

Un grand merci à mon mari qui a galéré pour la mise en page normalisée de mon manuscrit sur Libre Office et de la couverture sur Inskape, sans compter les multiples relectures de vérification...